糖尿病・肥満改善が自宅でできる！

高雄病院「糖質制限給食」

朝 昼 夕 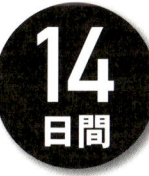14日間 完全プログラム

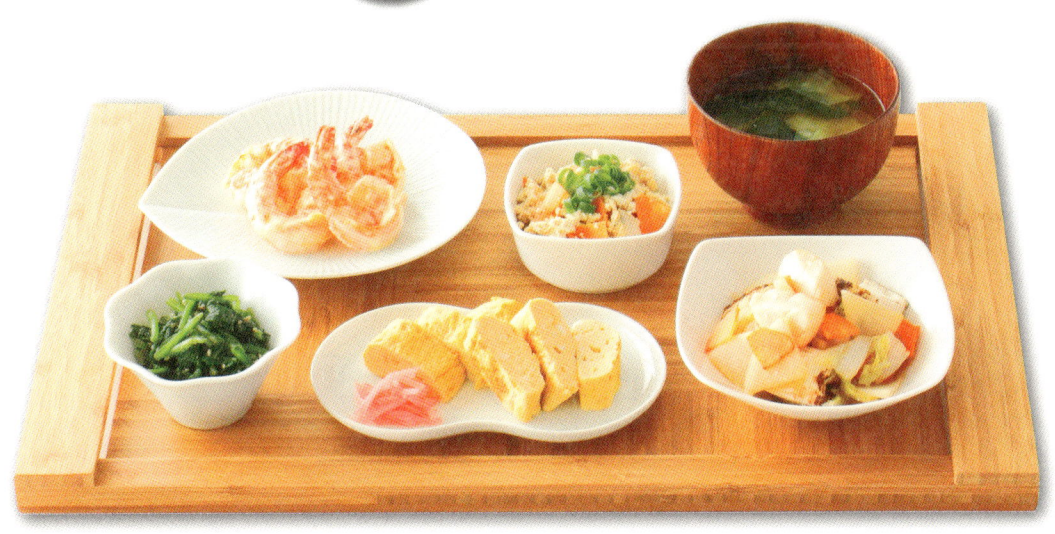

(財)高雄病院理事長
江部康二

講談社

高雄病院の糖尿病コントロール・教育入院とは

糖質制限食コントロール・教育入院、最初の7日間

高雄病院には2012年度、平均で月に16名の糖尿人が、全国から糖質制限食治療を希望して入院されました。遠方の方は、入院して糖質制限食を実際に体験し知識を学び、血糖自己管理の技を会得してもらい、退院されたら地元の医師にフォローしていただきます。京都や関西の糖尿人でも、外来通院ではなかなか血糖値が下がりきらない時などは、入院すると99％改善するので、『コントロール・教育入院』がお奨めです。入院1日目と2日目はあえて、従来の糖尿病食（高糖質・低脂質食）を食べてもらい、薬物療法はそのまま維持して2日目に血糖日内変動検査をします。血糖日内変動検査では1日7～8回、朝昼夕の食前・食後、眠前などの血糖値を測

定します。3日目からは、スーパー糖質制限食（同一カロリー）に切り替えるので、経口血糖降下剤は全て中止とします。インスリン注射を打っている場合は単位を1/3に減らします。いずれも低血糖予防のためです。そして入院4日目にもう1回日内変動検査をして、従来の糖尿病食と糖質制限食の血糖値の比較を行います。入院中は、内臓脂肪CTや頸動脈エコーなど、糖尿病に関連するいろいろな検査もあります。入院して1日の尿を全部ためて、尿糖測定や尿中Cペプチド測定も行います。早朝空腹時の血中インスリン値やCペプチド（インスリン注射をしている人はこちらを測定）を調べることで、基礎分泌のインスリンがどのくらいでているかわかります。インスリン抵抗性やインスリン追加分泌能も血液検査でわかります。管理栄養士による第1回目の栄養指導もあります。

入院中の糖尿病学校プログラム、後半の7日間

多くの場合スーパー糖質制限食実践最初の1週間で、コントロール良好となります。次の週は、グルコバイ（100）1錠を、食直前30秒に内服して、炊いたご飯2/3膳（約100g）摂取して、食後血糖値がどのくらい上昇するかを試してみます。食後2時間で180mg/dl未満ならまあまあで、140mg/dl未満なら合格です。グルコバイだけで力が及ばない時は、「グルコバイ＋グルファスト」食直前30秒に内服で試します。期間的に余裕があれば、パンやうどんなども試します。これは、退院後どうしても、糖質摂取せざるを得ないときのためのシミュレーションです。インスリン注射をされている時は、3〜4週間あったほうが確実に減量できます。インスリンの量は1/3以下になります。自分自身のインスリン分泌能力がある程度以上残っている2型糖尿人はインスリン離脱できることがあり、約2割おられます。2型だけでなく、1型糖尿人でも、インスリンの量は1/3以下になります。同一カロリーの2回の日内変動検査により

「従来の糖尿病食」と「糖質制限食」の効果の大きな差がリアルタイムに確認できます。血糖値を上げるのは糖質だけで、タンパク質・脂質はあげないということを、身をもって体験することで、糖質制限食へのモチベーションが高まります。同一カロリーでも、糖質を摂取すれば、インスリン注射や経口血糖降下剤を内服していても、食後血糖値は200mg/dlを超えることが多いですが、スーパー糖質制限食なら、薬なしで食後2時間血糖値は140mg/dl未満のことが多いです。勿論、個人差はあります。

高雄病院では現実に、関東、北海道、九州、東海、中部、中国地方など、様々な遠方地域の糖尿人の入院も多いです。14日間あれば、ほとんどの糖尿人において、血糖値の改善と知識の会得が可能です。糖質制限食を体験し学ばれて、退院後は地元の病院で通院され、6ヵ月に1回くらい京都観光を兼ねて高雄病院あるいは高雄病院京都駅前診療所に来て頂いている方もおられます。遠方の場合、年に1回、糖質制限食入院をされる方もおられます。2回目の入院の場合は入院初日からスーパー糖質制限食です。退院前には2回目の栄養指導があります。なお糖質制限給食による入院治療は健康保険が効きます。

高雄病院の「糖質制限給食」で糖尿病克服

糖質制限で糖尿病が良くなるわけ

米国糖尿病学会（ADA）によれば、食べ物が消化・吸収されたあと、糖質は100％血糖に変わりますが、タンパク質・脂質は血糖に変わりません。また糖質は、摂取直後から血糖値を高く速く上昇させ、2時間以内にほとんどすべてが吸収されます。これらは含有エネルギーとは無関係な三大栄養素の生理学的特質です。このように糖質だけが血糖値を上昇させます。

現在糖尿病において、食後の急激な高血糖と一日平均血糖変動幅の増大が大きな問題として注目されています。この2つが、心筋梗塞・脳梗塞・失明・足切断・人工透析などの合併症を起こす最大の危険因子として確立されたからです。そして、これらを引き起こすのは、三大栄養素のなかで糖質だけなのです。1gの糖質が、体重64kgの2型糖尿病の人の血糖値を約3mg上昇させます。炊いた白ご飯茶碗1杯150g（252キロカロリー）には、55・3gの糖質が含まれており、血糖値を166mg上昇させます。一方、牛サーロインステーキを200g（約1000キロカロリー）食べても、糖質含有量は1gもないので、血糖値上昇は3mg未満なのです。なお、1gの糖質が体重64kgの1型糖尿病人の血糖値を5mg上昇させます。3食主食抜きのスーパー糖質制限食（糖質12％、タンパク質32％、脂質56％）なら、薬に頼ることなくリアルタイムで良好な血糖コントロールが可能です。一方、上述の白ご飯とステーキの例で明らかなように、カロリー計算に基づいて食後血糖値をコントロールすることは理論的に不可能です。従って、従来の糖尿病食（糖質50〜60％）を摂取する限りは、カロリーを抑えても食後高血糖と平均血糖変動幅増大を必ず生じるのです。糖尿病の改善には、カロリー制限より糖質制限なのです。

高雄病院「糖質制限給食」の実際と健康講座

初回の入院では、1日目は昼食から従来の糖尿病食を開始して2日目まで続けます。入院時には病棟の案内や健康講座の説明など必要事項に関するオリエンテーションがあります。3日目からはスーパー糖質制限食となります。2回目入院の場合も、朝家を出て、午前中に入院なので、初日は昼食からとなります。ですが、この本では、家庭において実践しやすいように14日間、朝昼夕とスーパー糖質制限食のメニューを提供します。朝の食事は、調理する人数が少ないので、通常の病院給食では食パン、バナナ、牛乳などが定番メニューですが、スーパー糖質制限食ではNGです。当初苦労したのですが、糖質制限ドットコムと提携して、フスマパンを提供して貰うようになり、味も改良されて上手くいくようになりました。

スーパー糖質制限食には性別、身長、体重、年齢などにより、1200キロカロリー／日、1400キロカロリー／日、1600キロカロリー／日という3つのパターンがあります。1回の食事の糖質量は10〜14gくらいです。入院中は、材料費の問題もあり、1600キロカロリー／日が限界なので、検査が終了したあとなどは、売店で糖質制限食OKの「やわらかスーパー発芽大豆」「シュクリーベチョコ」などの補食をOKとしています。昼と夕の給食は、魚、肉、野菜、卵、豆腐、納豆、海藻、茸など糖質制限OKなおかずばかりのスーパー糖質制限食です。スーパー糖質制限食開始後はリアルタイムに食後高血糖が改善します。入院後最初の1週間は、検査データが運動により変化することもあるので、基本的に院内で過ごして貰います。1週間もたてばほとんどの糖尿人が、食後血糖値が180mg／dlを超えなくなり、1日蓄尿の尿糖も陰性になるので、その時点で蓄尿は中止として、外出・散歩もOKとなります。14日間の入院中、薬剤師、栄養士、看護師、検査技師などによる健康講座があります。それぞれの立場からの講義と質疑応答です。栄養士によるスーパー糖質制限料理教室もあります。私は「人類の食生活」と題して狩猟・採集時代、農耕時代、精製穀物時代の血糖値の変化など自在に話し、質問にも答えています。

Contents 目次

01 高雄病院の糖尿病コントロール・教育入院とは …… 2
02 スーパー糖質制限食VSカロリー制限食 …… 4
03 高雄病院の「糖質制限給食」で糖尿病克服 …… 8

食べていい食品、要注意食品 表 …… 10

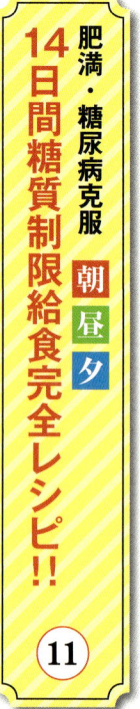

肥満・糖尿病克服 14日間糖質制限給食完全レシピ!! 朝昼夕 11

1日目
- 朝 チンゲサイの炒め物給食 …… 12 Total 糖質 12.01g / 431kcal
- 昼 牛肉と野菜のソテー給食 …… 14 Total 糖質 12.7g / 652kcal
- 夕 ホタテと白菜の炒め物給食 …… 16 Total 糖質 11.6g / 533kcal

2日目
- 朝 ほうれん草とエリンギのソテー給食 …… 18 Total 糖質 13.01g / 384kcal
- 昼 油揚げの野菜袋煮給食 …… 20 Total 糖質 12.0g / 676kcal
- 夕 さんまときのこのホイル焼き給食 …… 22 Total 糖質 11.0g / 585kcal

3日目
- 朝 ほうれん草とベーコンのココット給食 …… 24 Total 糖質 12.11g / 410kcal

4日目
- 昼 牛肉のオイスターソース炒め給食 …… 26 Total 糖質 11.4g / 632kcal
- 夕 回鍋肉給食 …… 28 Total 糖質 15.4g / 570kcal
- 朝 もやし野菜炒め給食 …… 30 Total 糖質 12.51g / 394kcal
- 昼 白菜と油揚げの煮浸し給食 …… 32 Total 糖質 14.5g / 640kcal
- 夕 チキンカツ・サニーレタス添え給食 …… 34 Total 糖質 12.7g / 556kcal

5日目
- 朝 キャベツとウインナーのコンソメ煮給食 …… 36 Total 糖質 13.71g / 456kcal
- 昼 はもの照焼給食 …… 38 Total 糖質 11.3g / 641kcal
- 夕 魚介豆腐蒸し・おろし添え給食 …… 40 Total 糖質 12.4g / 505kcal

6日目
- 朝 ほうれん草とツナのソテー給食 …… 42 Total 糖質 10.61g / 381kcal
- 昼 きすのフライ・ミニトマト添え給食 …… 44 Total 糖質 13.2g / 663kcal
- 夕 鮭のとろ〜りチーズのせ給食 …… 46 Total 糖質 11.6g / 544kcal

7日目
- 朝 ブロッコリーのじゃこ炒め給食 …… 48 Total 糖質 10.61g / 403kcal

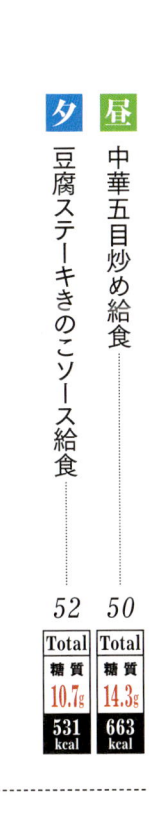

8日目

- 昼 中華五目炒め給食 …… 50 Total 糖質 14.3g 663kcal
- 夕 豆腐ステーキきのこソース給食 …… 52 Total 糖質 10.7g 531kcal
- 朝 アボカドマヨサラダ給食 …… 54 Total 糖質 12.9g 401kcal
- 昼 豚肉マヨ焼き給食 …… 56 Total 糖質 11.0g 634kcal
- 夕 鶏の空揚げ おろし添え給食 …… 58 Total 糖質 12.1g 549kcal

9日目

- 朝 ウインナー炒め給食 …… 60 Total 糖質 11.21g 451kcal
- 昼 オニオンチキン給食 …… 62 Total 糖質 14.4g 675kcal
- 夕 メバルの照焼 おろし添え給食 …… 64 Total 糖質 12.1g 494kcal

10日目

- 朝 白菜とツナの炒め物給食 …… 66 Total 糖質 13.01g 400kcal
- 昼 ぶりのおからパウダー焼き レモン添え給食 …… 68 Total 糖質 11.5g 691kcal
- 夕 豚肉と筍の煮物給食 …… 70 Total 糖質 9.7g 503kcal

11日目

- 朝 油揚げと野菜のカレー汁給食 …… 72 Total 糖質 13.21g 405kcal

12日目

- 昼 豚ともやしのソテー給食 …… 74 Total 糖質 10.8g 679kcal
- 夕 鶏もも照焼 トマト添え給食 …… 76 Total 糖質 13.1g 540kcal
- 朝 スクランブルエッグ トマト添え給食 …… 78 Total 糖質 11.91g 456kcal
- 昼 牛肉のすき煮給食 …… 80 Total 糖質 14.9g 632kcal
- 夕 さんまのソテー給食 …… 82 Total 糖質 14.9g 525kcal

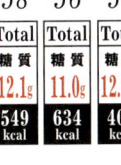

13日目

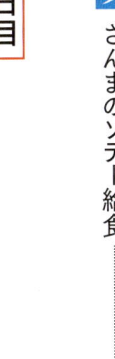

- 朝 厚揚げの彩りそぼろ煮給食 …… 84 Total 糖質 12.51g 485kcal
- 昼 豆腐のトマトグラタン給食 …… 86 Total 糖質 14.2g 670kcal
- 夕 かつおたたき給食 …… 88 Total 糖質 12.5g 459kcal

14日目

- 朝 海老スクランブル給食 …… 90 Total 糖質 10.21g 402kcal
- 昼 鰻のしょうゆ焼 山椒かけ給食 …… 92 Total 糖質 8.4g 661kcal
- 夕 鮎の塩焼給食 …… 94 Total 糖質 9.3g 541kcal

栄養指導・レシピ作成／（一財）高雄病院・栄養管理部　橋本眞由美
料理制作・レシピ校正／（株）ヘルシーピット　杉本恵子（管理栄養士）、須田涼子（栄養士）、北村友子
写真／江頭徹（講談社写真部）　デザイン・装丁／田中小百合（オスズデザイン）

03 スーパー糖質制限食 VS カロリー制限食

1食の糖質量20g以下 VS 1食の糖質量70〜80g

血糖コントロール効果の差は歴然、従来治療は合併症を防げない

現在、日本の糖尿病治療は決して上手くいっていません。糖尿病腎症が原因で人工透析に至る人が年間16000人、糖尿病網膜症から失明する人が年間3000人、糖尿病足病変から切断に至る人が3000人、この数字が動かぬ証拠です。さらに心筋梗塞と脳梗塞による死亡の過半数は糖尿病が元凶です。またがんのリスクも高くなります。従来の糖尿病食（カロリー制限・高糖質食）を摂取するかぎりは、「食後高血糖」「平均血糖変動幅増大」という最大の酸化ストレスリスクが必ず生じるので糖尿病合併症を防ぐことは困難なのです。人体は酸化反応と抗酸化反応がバランスをとって生存していますが、酸化反応が亢進した状態を酸化ストレスとよびます。酸化ストレスがあると、糖尿病合併症・動脈硬化・がん・老化・アルツハイマー病・パーキンソン病などのリスクとなります。

一方、摂取カロリーを低く抑える従来の糖尿病食は高糖質食なので、必ず食後高血糖を引き起こします。従来の糖尿病食を摂取して食後高血糖を生じたあとは、2時間から数時間で血糖はかなり下がります。すなわち高糖質食を摂取すると、血糖値上昇と下降の両者において変動幅増大を生じます。スーパー糖質制限食なら、血糖変動幅はほとんど生じません。インスリンは血糖値を下げる唯一のホルモンですが、脂肪分解を妨げ、脂肪蓄積を促進する二重の肥満ホルモンなのです。「脂肪を操るインスリンを糖質が操る」、すなわち糖質だけがインスリンを大量に分泌させます。スーパー糖質制限食なら肥満ホルモンインスリンが、ほとんど分泌されないので減量しやすいのです。

血糖値を上げるのは糖質だけなので、スーパー糖質制限食なら食後高血糖は生じません。

血糖値コントロールが可能 スーパー糖質制限食 VS 食後高血糖が引き起こされる カロリー制限食（高糖質食）

食後高血糖の改善効果

　血糖値を上げるのは糖質だけなので、スーパー糖質制限食なら食後高血糖は生じません。一方、摂取カロリーを低く抑える従来の糖尿病食は高糖質食なので、必ず食後高血糖を引き起こします。

血糖変動幅増大の改善効果

　従来の糖尿病食（高糖質食）を摂取すると、血糖値上昇と下降の両者において変動幅増大を生じます。スーパー糖質制限食なら、血糖変動幅はほとんど生じません。

酸化ストレスと糖尿病合併症

　酸化ストレスがあると、糖尿病合併症・動脈硬化・がん・老化・アルツハイマー病・パーキンソン病などのリスクとなります。そして、酸化ストレスを生じる最大の元凶が「血糖変動幅増大」と「食後高血糖」なのです。

インスリン分泌

　インスリンは血糖値を下げる唯一のホルモンですが、肥満ホルモンでもあり、糖質摂取で大量に分泌されます。一方、脂質を摂取してもインスリンは分泌されません。タンパク質摂取でのインスリン分泌は少量です。

肥満改善効果

　インスリンは脂肪細胞内の中性脂肪分解を抑制し、血中の中性脂肪を分解して脂肪細胞内に蓄えます。また余剰の血糖もインスリンが脂肪細胞に取り込ませて中性脂肪に変えて蓄えます。糖質制限食ならカロリー制限食に比べて、肥満ホルモン分泌はごく少量です。

食べて良い食品

肉類	牛肉　豚肉　鶏肉　羊肉　その他肉　加工品（ハム、ベーコン、ソーセージ、コンビーフ）※砂糖が入っているものは避ける
魚介類	魚類　貝類　エビ　カニ　タコ　イカ　水煮缶詰　油漬け缶詰
乳製品	チーズ　生クリーム　バター　※砂糖が入っていなければOK
卵	鶏卵　うずら卵
豆類	大豆（ゆで）　無調整豆乳　大豆製品（豆腐、油揚げ、湯葉、納豆、おから）
野菜類	あさつき　にら　グリーンアスパラ　しょうが　ねぎ　ホワイトアスパラ　ずいき　のざわな　三度豆　せり　うど　セロリーパセリ　だまめ　ぜんまい　ピーマン　きぬさや　白菜　ふきスナップエンドウ　大根　ブロッコリー　オクラ　タケノコ　ほうれん草　かぶ　たまねぎ　みつば　カリフラワー　チンゲンサイみょうが　キャベツ　つるむらさき　もやし　きゅうり　冬瓜モロヘイヤ　ごぼう　なす　トマト　レタス　小松菜　ミニトマト　サラダ菜　ししとう　しそ　わけぎ　菜の花　わらび　トマトジュース
種実類	ごま　カボチャの種　くるみ　まつの実　※食べすぎに注意
海藻類	あらめ　のり　ひじき　わかめ　寒天　ところてん
きのこ類	えのき　きくらげ　しいたけ　しめじ　なめこ　エリンギひらたけ　まいたけ　マッシュルーム　まつたけ
調味料	しょうゆ　みそ（白みそ以外）　塩　酢　マヨネーズ　香辛料
油脂類	オリーブ油　ごま油　バター　ラード　ヘッド
嗜好飲料	焼酎　ウイスキー　ブランデー　ウオッカ　ジン　ラム酒　お茶類（緑茶、麦茶など）　コーヒー（砂糖なし）　紅茶（砂糖なし）　糖質0の発泡酒
芋類	こんにゃく
果物類	アボカド

要注意食品（△は控えめに摂取するもの）

肉類	練り製品（かまぼこ、ちくわ等）△　味付け缶詰　※でんぷん・砂糖が多いのでNG
魚介類	佃煮類　味付け缶詰
乳製品	牛乳　ヨーグルト（無糖）△　ヨーグルト（加糖）
豆類	大豆（いり豆）△　きな粉　調整豆乳　小豆いんげん豆（金時豆、うずら豆等）
野菜類	かぼちゃ　くわい　そらまめ　とうもろこし　ゆりね　れんこんにんじん　甘酢漬け等甘い味付けの漬物　にんじんジュース
種実類	アーモンド△　ピーナッツ　カシューナッツ　マカダミアナッツ　ぎんなん・栗　ピーナッツバター　ピスタチオ△　ひまわりの種　※糖質が多いので注意
きのこ類	佃煮類
海藻類	佃煮類（佃煮のりなど）
調味料	ウスターソース　トンカツソース　甘みそ（白みそ）　コンソメ　顆粒風味調味料　酒粕　オイスターソース　チリソース　カレールウ　ハヤシルウ　シチューのルウ　焼き肉のたれ　ポン酢　めんつゆ　だししょうゆ　砂糖　はちみつ　みりん　※1/3が糖質でNG
嗜好飲料	清酒　紹興酒　梅酒　ビール　発泡酒　ワイン（赤ワインは△）　※2、3杯ならOK
穀類	米（ごはん、粥、もち）　そば　小麦（パン類、麺類、小麦粉、ぎょうざ等の皮）　コーンスターチ　コーンフレーク　ビーフン
芋類	さつまいも　里芋　じゃが芋　くず粉　くずきり　片栗粉　春雨　マロニー　山芋
果物類	旬の果物△　バナナ　ドライフルーツ（レーズン、プルーン等）　ジャム　缶詰類（シロップ煮、シロップ漬）　ジュース類
菓子類	砂糖の入った菓子類（洋菓子、和菓子、ゼリー、アイス類等）　スナック菓子類（ポテトチップス等）　米菓子（おかき、あられ等）　清涼飲料水（100％果汁、スポーツドリンクも）

《SJT食品食品表（一財）高雄病院（2011年1月）》

肥満・糖尿病克服

朝 昼 夕
14日間糖質制限給食
完全レシピ!!

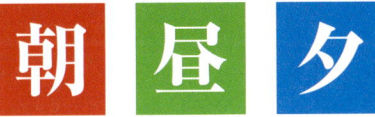

油揚げと野菜のカレー汁給食 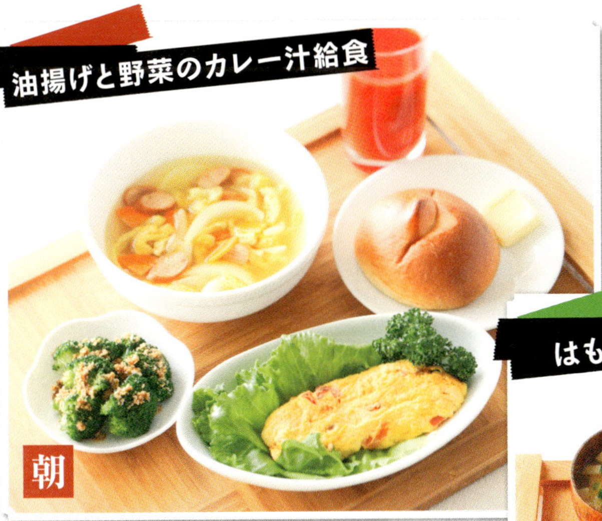
Total 糖質 13.21g / 405kcal
朝

はもの照焼給食 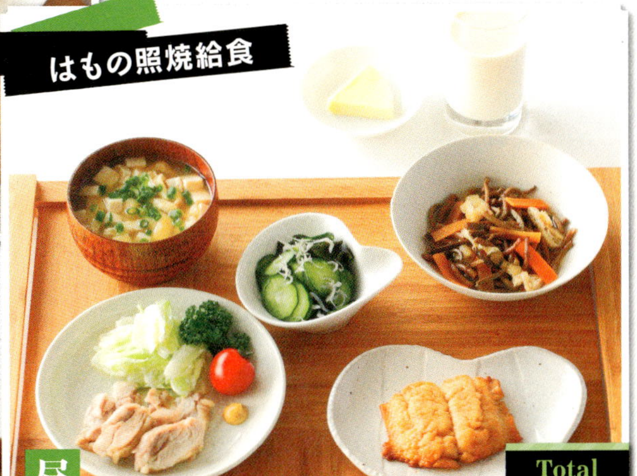
Total 糖質 11.3g / 641kcal
昼

かつおたたき給食 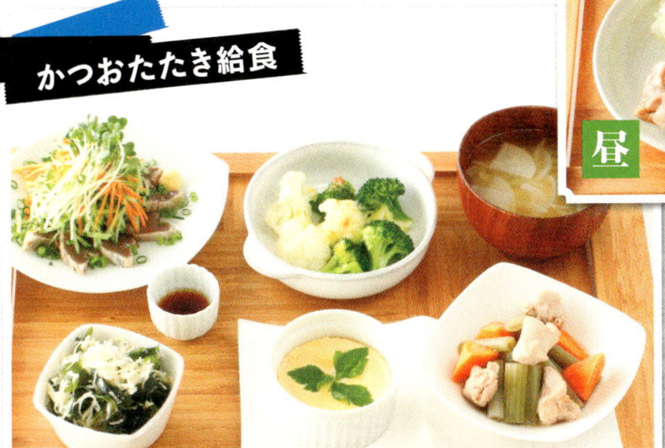
Total 糖質 12.5g / 459kcal
夕

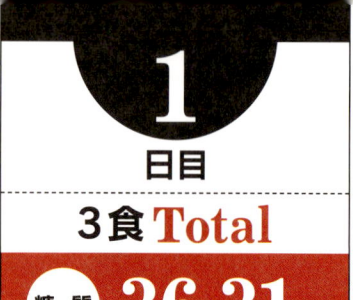

1日目 3食 Total
糖質 36.31g
1616kcal

- 朝　チンゲンサイの炒め物給食
- 昼　牛肉と野菜のソテー給食
- 夕　ホタテと白菜の炒め物給食

入院生活の流れ・エピソード・アドバイス

入院して、初めてスーパー糖質制限食を食べるとき、ほとんどの人がそのボリュームと豪華さに、「こんなに食べていいの!?」と驚きます。実際、高齢の糖尿人の場合、この日の昼食の652kcal（牛肉と野菜のソテー他）は、食べきれないということも時にあります。勿論しっかり完食の人のほうが多いです。

1日目 朝 チンゲンサイは、油と一緒に調理してビタミンAの吸収率アップ
チンゲンサイの炒め物給食

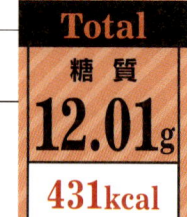

Total
糖質 **12.01g**
431kcal

▶食べものリスト
- 煮奴
- チンゲイサイの炒め物
- おいしい糖質制限パン
- トマトジュース
- ブロッコリーとゆで卵のサラダ

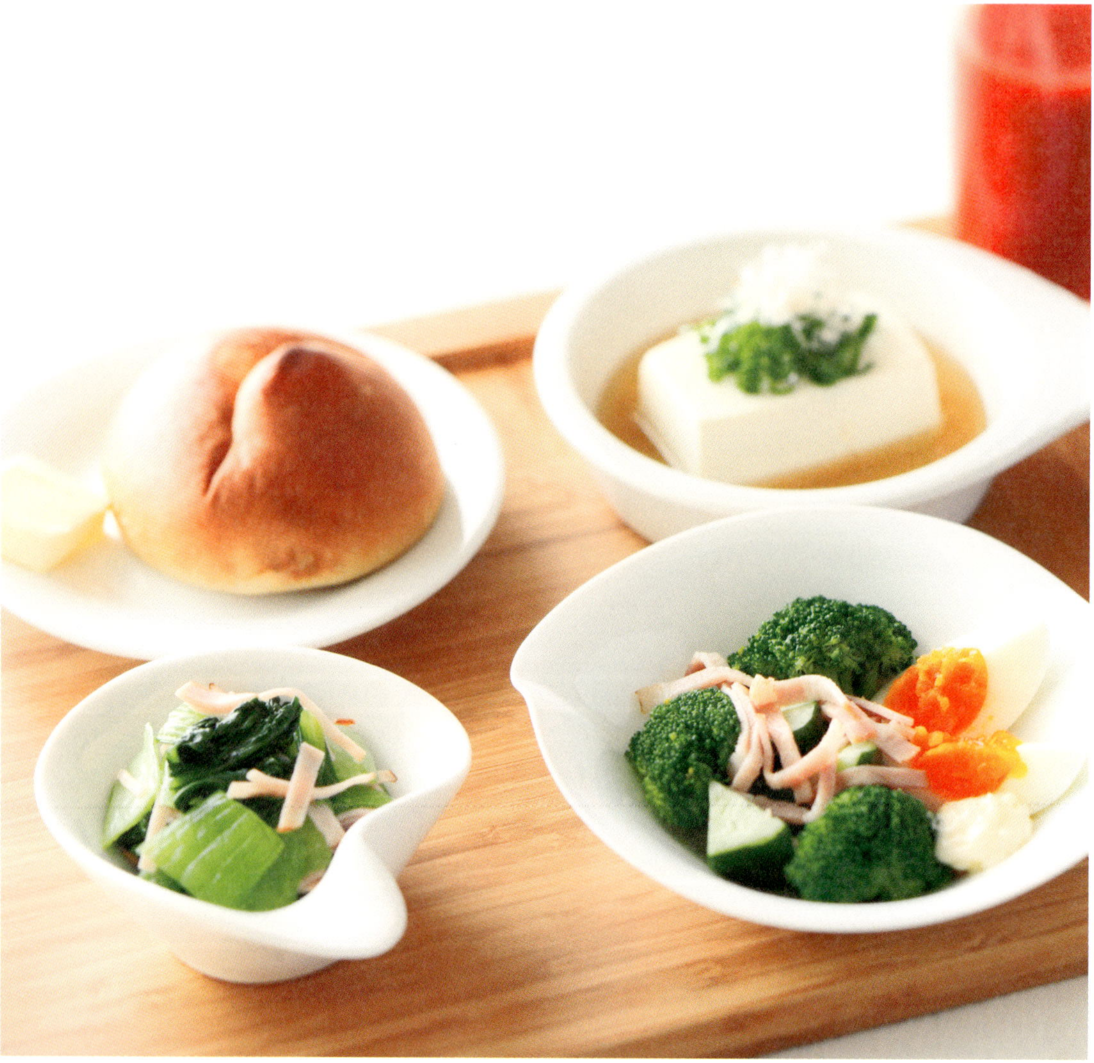

高雄病院「糖質制限給食」14日間完全プログラム　1日目

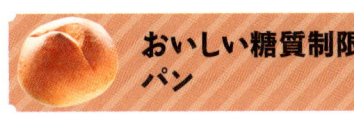
おいしい糖質制限パン
糖質 2.51g
151kcal

材料（1人分）
おいしい糖質制限パン………………………45g
バター…………………………………………7g

作り方
❶器においしい糖質制限パンを盛り、バターを添える。

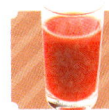
トマトジュース
糖質 5.3g
27kcal

材料（1人分）
無塩トマトジュース…………………………160cc

作り方
❶グラスに無塩トマトジュースを注ぐ。

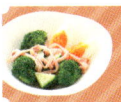
ブロッコリーとゆで卵のサラダ
糖質 1.3g
166kcal

材料（1人分）
ブロッコリー…………………………………40g
きゅうり………………………………20g（1/5本）
ゆで卵…………………………………30g（1/2個）
ベーコン………………………………10g（1/2枚）
塩………………………………………………少々
マヨネーズ……………………………10g（小さじ2・1/2）

作り方
❶ブロッコリーは小房に分け、塩を加えた熱湯でゆで冷水に取り、水気を切る。
❷きゅうりは乱切りにし、ゆで卵はくし切りにする。
❸ベーコンは細切りにし、フライパンで炒める。
❹器に❶・❷を盛り、❸を散らし、マヨネーズを添える。

Dr.江部's MEMO
低糖質パンは、忙しい朝にはとても助かります。ネット販売や、ホームベーカリーで焼けるミックス粉も販売されています。表示糖質量を必ず確認し、血糖値の上がり方も確認できるとなお安心です。

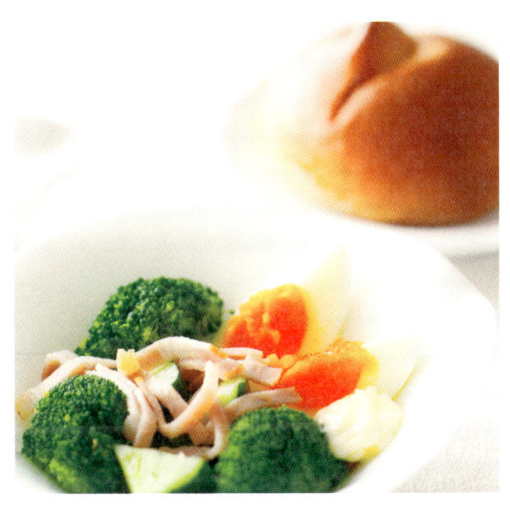

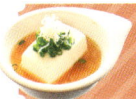
煮奴
糖質 2.1g
60kcal

材料（1人分）
絹豆腐…………………………………………100g
葉ねぎ※………………………………………3g
だし汁…………………………………………100cc
しょうゆ（うすくち）…………………3g（小さじ1/2）
かつお節（糸削り）……………………………少々
※白い部分が少なく、緑の部分が多いねぎ

作り方
❶鍋に絹豆腐・だし汁・しょうゆを入れて煮る。
❷葉ねぎは小口切りにする。
❸器に❶を盛り、❷をのせる。

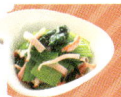
チンゲンサイの炒め物
糖質 0.8g
27kcal

材料（1人分）
チンゲン菜……………………………………70g
ロースハム……………………………10g（1/2枚）
しょうゆ（うすくち）…………………2g（小さじ1/3）
油※……………………………………………少々
※高オレイン酸タイプの油がおすすめ

作り方
❶チンゲン菜は2cm長さに切り、ロースハムは細切りにする。
❷フライパンに油を敷き、❶を炒め、しょうゆで味を調える。
❸器に❷を盛る。

1日目 昼 牛肉と野菜のソテー給食

牛肉には吸収の良いヘム鉄が多く、ビタミンCを含む野菜と一緒に

▶食べものリスト
- 牛肉と野菜のソテー
- 高野豆腐とふきの煮物
- チーズ
- アサリの清汁
- ブリの煮魚
- 無調整豆乳

Dr. 江部's MEMO
チーズや無調整豆乳は、昼食時に一緒に食べる、または間食にまわしてもOK。間食に摂れる糖質量は、5g以内がベストなのでこれにナッツを10粒程度プラスしても大丈夫です。

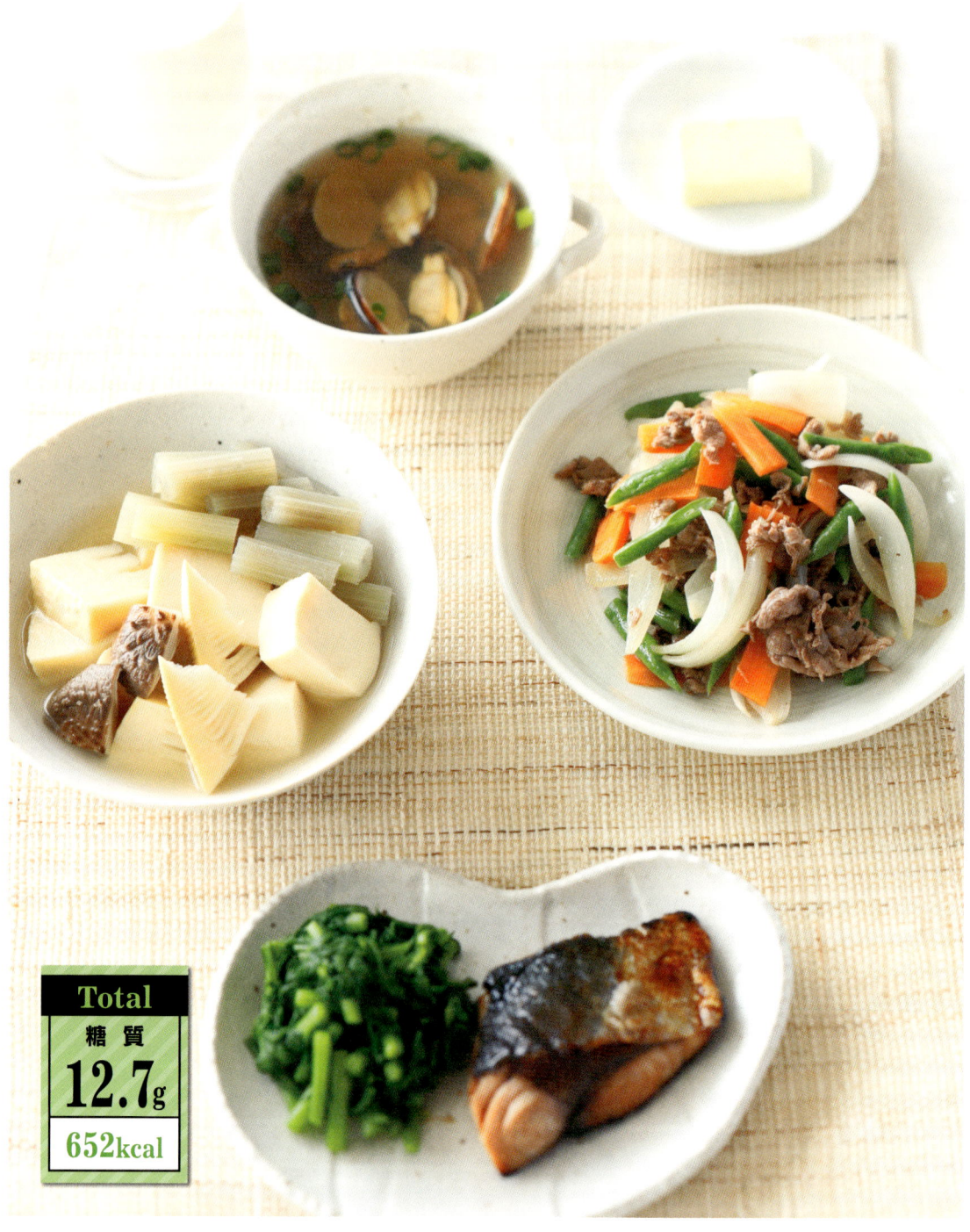

Total
糖質 12.7g
652kcal

高雄病院「糖質制限給食」14日間完全プログラム　1日目

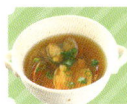
アサリの清汁
糖質 0.8g / 11kcal

材料（1人分）
- アサリ（殻付き）……60g
- 葉ねぎ※……5g
- 塩……少々
- しょうゆ（うすくち）……6g（小さじ1）
- だし汁……160cc

※白い部分が少なく、緑の部分が多いねぎ

作り方
❶ アサリは砂抜きし、殻をこすりながら洗い、水気を切る。
❷ 葉ねぎは小口切りにする。
❸ 鍋にだし汁を入れて煮立て、❶を加え、アサリの口が開いたら塩・しょうゆで味を調える。
❹ 器に❸を盛り、❷を散らす。

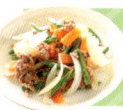
牛肉と野菜のソテー
糖質 6.0g / 144kcal

材料（1人分）
- 牛肩肉（赤身・薄切り）……50g
- たまねぎ……50g（¼個）
- にんじん……20g
- いんげん……30g
- 油※……1g
- しょうゆ（うすくち）……5g（小さじ1弱）

※高オレイン酸タイプの油がおすすめ

作り方
❶ 牛肩肉はひと口大に切る。
❷ たまねぎはくし切り、にんじんは短冊切り、いんげんは斜め切りにする。
❸ フライパンに油を敷き、❶・❷を炒め、しょうゆで味を調える。
❹ 器に❸を盛る。

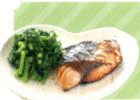
ブリの煮魚
糖質 1.2g / 223kcal

材料（1人分）
- ブリ（切り身）……80g（1切れ）
- 春菊……60g
- しょうゆ（こいくち）……5g（小さじ1弱）
- 酒……1g（小さじ⅕）
- だし汁……200cc

作り方
❶ 鍋にしょうゆ・酒・だし汁を入れて煮立て、ブリを加えて煮る。
❷ 春菊は、熱湯でゆでて冷水に取り、水気をしぼり、3cm長さに切り、❶の煮汁でさっと煮る。
❸ 器に❶を盛り、❷を添える。

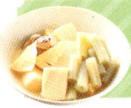
高野豆腐とふきの煮物
糖質 2.1g / 119kcal

材料（1人分）
- 高野豆腐……20g（1個）
- ふき（水煮）……40g
- たけのこ（水煮）……30g
- 干ししいたけ……1g（⅓枚）
- だし汁……200cc
- しょうゆ（うすくち）……4g（小さじ⅔）

作り方
❶ 高野豆腐は水で戻して水気をしぼり、6等分に切る。
❷ ふきは3cm長さに切り、たけのこはひと口大に切る。
❸ 干ししいたけは水につけて戻し、ひと口大に切る。
❹ 鍋にだし汁・❶・❷・❸・しょうゆを入れて煮る。
❺ 器に❹を盛る。

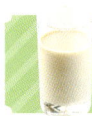
無調整豆乳
糖質 2.4g / 104kcal

材料（1人分）
- 無調整豆乳……200cc

作り方
❶ グラスに無調整豆乳を注ぐ。

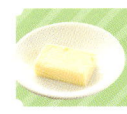
チーズ
糖質 0.2g / 51kcal

材料・作り方（1人分）
❶ 器にベビーチーズ（15g）を盛る。

1日目 夕 生、干し、缶詰、どの貝柱も旨み成分がいっぱい
ホタテと白菜の炒め物 給食

▶食べものリスト
- ホタテと白菜の炒め物
- わかめとキャベツの味噌汁
- だし巻き卵・紅しょうが
- ほうれん草の胡麻和え
- 海老のマヨネーズ炒め
- アサリ炒り豆腐

Dr. 江部's MEMO
マヨネーズは、ハーフではなく昔からのものを使用します。サラダや和え物に限らず、炒め物の油の代わりにも使用できます。全卵よりも卵黄使用のマヨネーズの方がより低糖質になります。

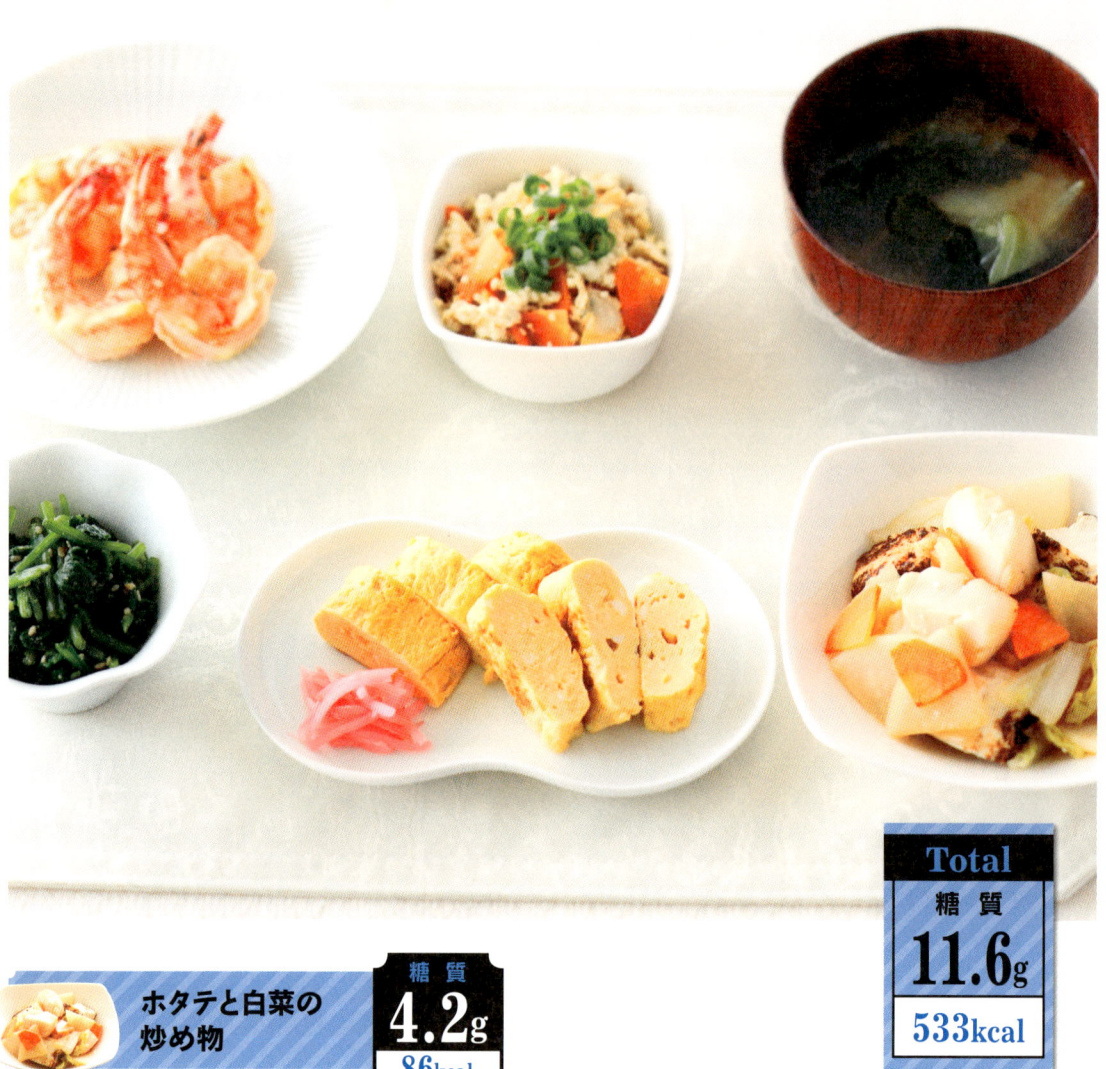

Total 糖質 11.6g / 533kcal

ホタテと白菜の炒め物
糖質 4.2g / 86kcal

材料（1人分）
- ホタテ貝柱（刺身用）……20g
- にんじん……10g
- 大根……50g
- 白菜……40g
- 焼き豆腐……50g（1/5丁）
- 油※……少々
- しょうゆ（こいくち）……4g（小さじ2/3）

※高オレイン酸タイプの油がおすすめ

作り方
1. ホタテ貝柱は半分に切り、にんじん・大根はいちょう切り、白菜はざく切りにする。
2. 焼き豆腐は3等分に切る。
3. フライパンを温めて油を敷き、❶を炒め、大根に火が通ったら❷を加えて炒め、しょうゆで味を調える。
4. 器に❸を盛る。

高雄病院「糖質制限給食」14日間完全プログラム 1日目

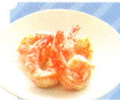

海老のマヨネーズ炒め
糖質 0.5g / 133kcal

材料（1人分）
- エビ……………………………………75g
- マヨネーズ……………………10g（小さじ2・1/2）
- 塩………………………………………少々
- 油※……………………………………少々

※高オレイン酸タイプの油がおすすめ

作り方
1. エビは殻を取り、背側に切り込みを入れて背わたを取る。
2. フライパンを温めて油を敷き、①を炒め、エビに火が通ったらマヨネーズを入れて絡め、塩で味を調える。
3. 器に②を盛る。

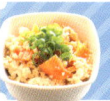

アサリ炒り豆腐
糖質 3.3g / 109kcal

材料（1人分）
- 絹豆腐…………………………………100g
- にんじん………………………………10g
- 油揚げ…………………………5g（1/6枚）
- 葉ねぎ※1………………………………3g
- アサリ（むき身）……………………20g
- しょうゆ（こいくち）………4g（小さじ2/3）
- 油※2……………………………………少々

※1 白い部分が少なく、緑の部分が多いねぎ
※2 高オレイン酸タイプの油がおすすめ

作り方
1. 絹豆腐はキッチンペーパーで軽く水気をとる。
2. にんじんは薄いいちょう切り、油揚げは細切りにする。
3. 葉ねぎは小口切りにする。
4. 鍋に油を敷き、アサリ・②のにんじんを炒め、油揚げ・①を崩しながら加え、しょうゆを入れて煮る。
5. 器に④を盛り、③を散らす。

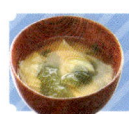

わかめとキャベツの味噌汁
糖質 2.3g / 24kcal

材料（1人分）
- カットわかめ…………………………1g
- キャベツ………………………………20g
- みそ……………………………10g（小さじ1・2/3）
- だし汁…………………………………160cc

作り方
1. カットわかめは水戻しし、キャベツはざく切りにする。
2. 鍋に①・だし汁を入れてキャベツがやわらかくなるまで煮る。
3. ②にみそを溶き入れ、器に盛る。

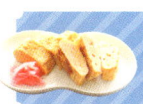

だし巻き卵・紅しょうが
糖質 0.7g / 159kcal

材料（1人分）
- 卵………………………………120g（2個）
- だし汁…………………………………45cc
- 紅しょうが……………………………5g
- しょうゆ（うすくち）………4g（小さじ2/3）
- 油※……………………………………少々

※高オレイン酸タイプの油がおすすめ

作り方
1. ボウルに卵を割りほぐし、しょうゆを加えてよく混ぜる。
2. 卵焼き器を温めて油を敷き、①を流し入れ、奥から巻きながら焼く。
3. ②を食べやすい大きさに切り、器に盛り、紅しょうがを添える。

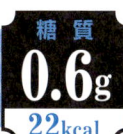

ほうれん草の胡麻和え
糖質 0.6g / 22kcal

材料（1人分）
- ほうれん草……………………………70g
- しょうゆ（こいくち）………3g（小さじ1/2）
- ごま（白）……………………1g（小さじ1/3）

作り方
1. ほうれん草は熱湯でゆでて冷水に取り、水気をしぼり2cm長さに切る。
2. すり鉢にごまを入れてすり、しょうゆを加え①を入れて和え、器に盛る。

2日目 3食 Total
糖質 36.01g
1645kcal

朝	ほうれん草とエリンギのソテー給食
昼	油揚げの野菜袋煮給食
夕	さんまときのこのホイル焼き給食

入院生活の流れ・エピソード・アドバイス

他の病院に糖尿病で入院した経験のある糖尿人もおられます。その時の従来の糖尿病食とスーパー糖質制限食を比較して、高雄病院の給食に感動して頂けることもあります。夕食は秋刀魚ときのこのホイル焼きなどですが、585kcalです。5品あって見た目も美味しそうですし、足りないという人はまれです。

2日目 朝 ほうれん草とエリンギのソテー給食
きのこは香りや食感で種類を変えてみよう

Total 糖質 13.01g 384kcal

▶食べものリスト
- ほうれん草とエリンギのソテー
- キャベツと海老のピリ辛マリネ
- おいしい糖質制限パン
- トマトジュース
- 白菜と鶏のコンソメ煮

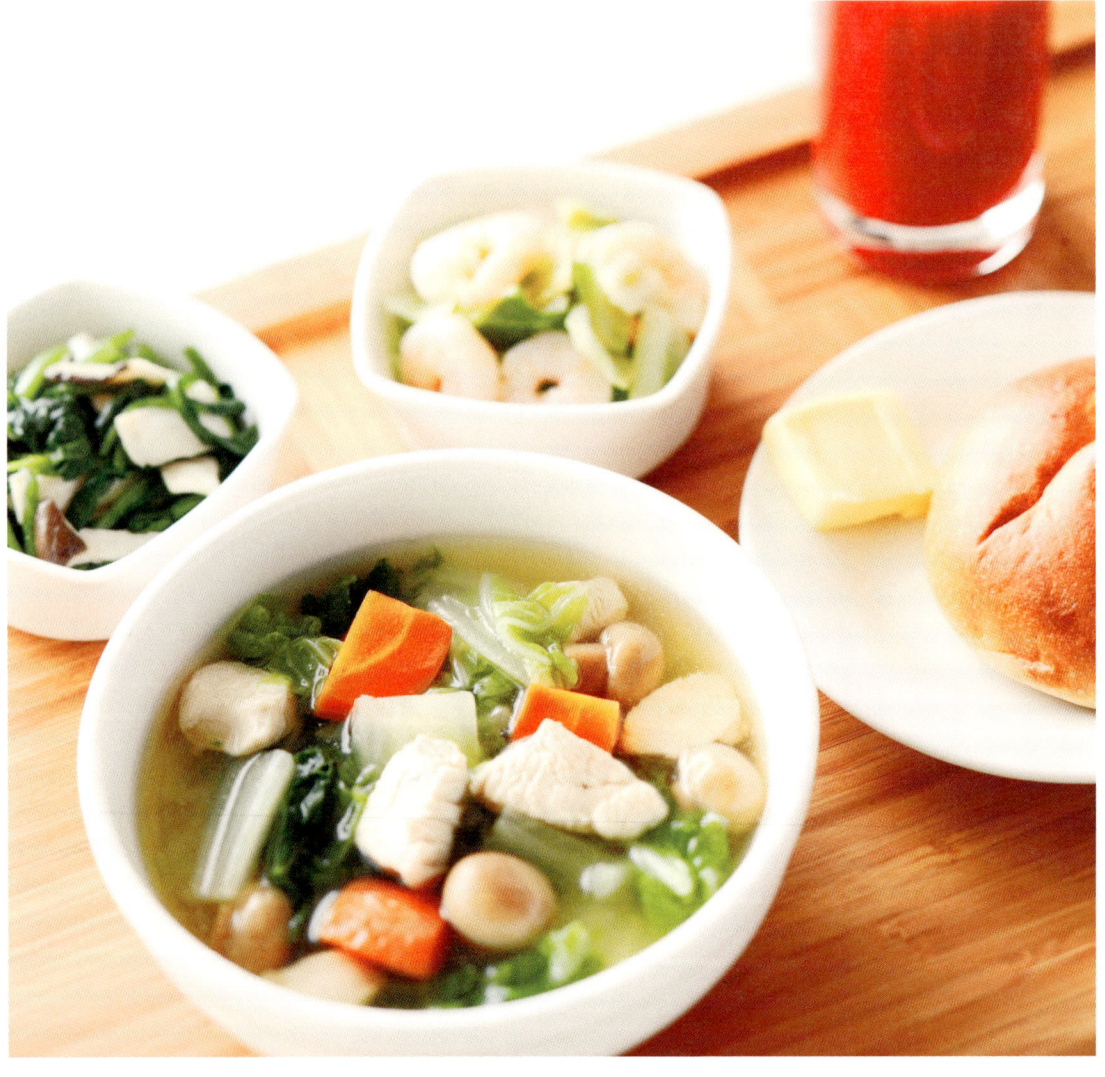

高雄病院「糖質制限給食」14日間完全プログラム 2日目

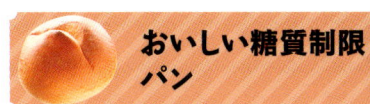 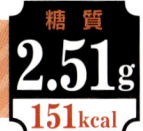

おいしい糖質制限パン
糖質 2.51g / 151kcal

材料（1人分）
おいしい糖質制限パン……………………………45g
バター…………………………………………………7g

作り方
❶器においしい糖質制限パンを盛り、バターを添える。

トマトジュース
糖質 5.3g / 27kcal

材料（1人分）
無塩トマトジュース………………………………160cc

作り方
❶グラスに無塩トマトジュースを注ぐ。

白菜と鶏のコンソメ煮
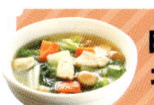
糖質 2.7g / 120kcal

材料（1人分）
白菜……………………………………………………80g
鶏むね肉……………………………………………40g
にんじん……………………………………………10g
マッシュルーム（缶詰）……………………………20g
コンソメ顆粒…………………………………………1g
しょうゆ（うすくち）……………………3g（小さじ½）
水……………………………………………………200cc

作り方
❶白菜はざく切り、鶏むね肉はひと口大に切り、にんじんは乱切りにする。
❷鍋にコンソメ顆粒・しょうゆ・水を入れて煮立て、❶・マッシュルームを加えて煮る。
❸器に❷を盛る。

Dr. 江部's MEMO

トマトジュースは、無塩の物を使用しています。コップ1杯160ccで糖質が約5.3gあります。これを珈琲や紅茶にコーヒーフレッシュを使用した飲み物に置きかえると1.2g程度の糖質でおさまります。

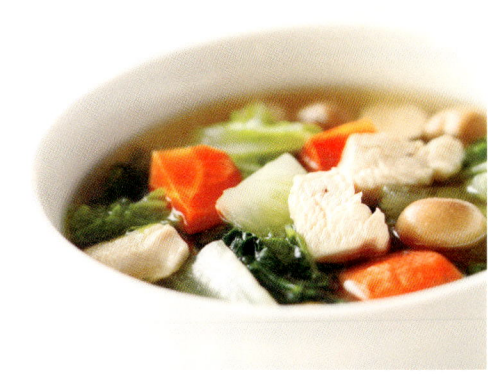

ほうれん草とエリンギのソテー
糖質 0.7g / 20kcal

材料（1人分）
ほうれん草…………………………………………60g
エリンギ……………………………………20g（1本）
油※……………………………………………………少々
塩………………………………………………………少々
※高オレイン酸タイプの油がおすすめ

作り方
❶ほうれん草は3cm長さに切り、エリンギは3cm長さの短冊切りにする。
❷フライパンを温めて油を敷き、❶を炒め、塩で味を調える。
❸器に❷を盛る。

キャベツと海老のピリ辛マリネ
糖質 1.8g / 66kcal

材料（1人分）
キャベツ……………………………………………40g
むきエビ……………………………………………30g
練り辛子……………………………………………少々
酢……………………………………………4g（小さじ1弱）
油※……………………………………………4g（小さじ1）
しょうゆ（うすくち）……………………2g（小さじ⅓）
※高オレイン酸タイプの油がおすすめ

作り方
❶キャベツはざく切りにして熱湯でゆで、水気を切る。
❷むきエビはゆでて水気を切る。
❸ボウルに練り辛子・酢・油・しょうゆを入れてよく混ぜ、❶・❷を加えて和え、冷蔵庫で冷やす。
❹器に❸を盛る。

2日目 昼 油揚げの野菜袋煮給食

低糖質なのに袋煮は、満足な一品

▶食べものリスト
- リャンバンサンスー
- 油揚げの野菜袋煮
- チーズ
- 無調整豆乳
- 鮭のチーズ焼き
- 厚揚げとしめじの煮物

Total
糖質 12.0g
676kcal

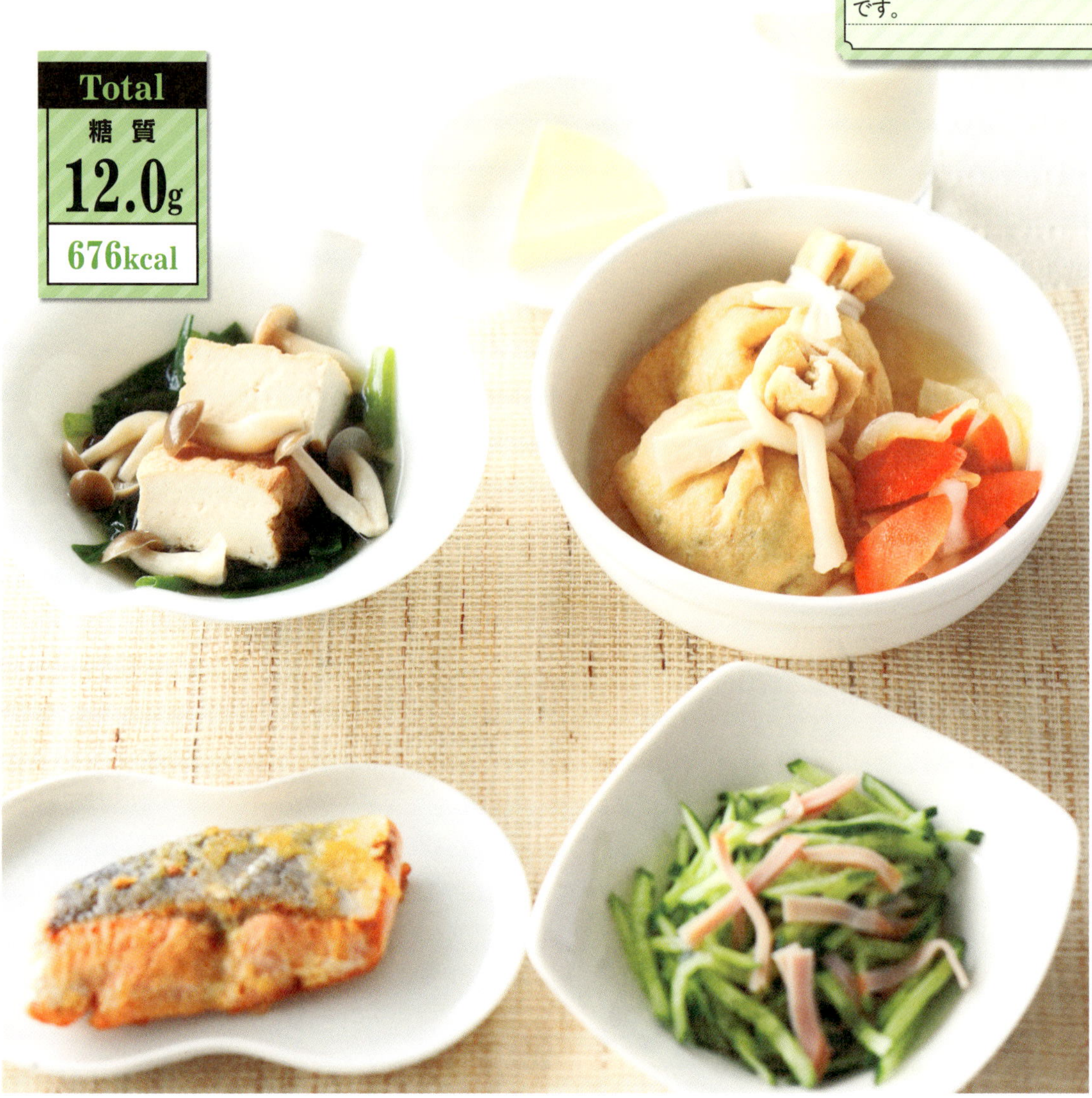

Dr. 江部's MEMO
油揚げは、煮物に限らずそのまま焼く、ピザ生地の代わりに利用しても良し。袋状で、あるいは開いて巻物にして使用することもできます。また細かく砕いてパン粉の代わりといろんな応用が利く低糖質食材です。

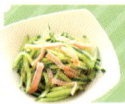

リャンバンサンスー
糖質 1.8g / 40kcal

材料（1人分）
- きゅうり……………………………60g
- ロースハム……………………10g（½枚）
- ごま油………………………1g（小さじ¼）
- 酢………………………………5g（小さじ1）
- しょうゆ（うすくち）…………2g（小さじ⅓）

作り方
❶ きゅうりはせん切り、ロースハムは細切りにする。
❷ ボウルにごま油・酢・しょうゆを入れて混ぜ、❶を加えて和える。
❸ 器に❷を盛る。

高雄病院「糖質制限給食」14日間完全プログラム 2日目

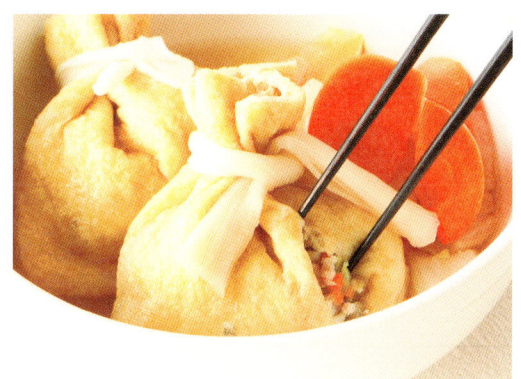

鮭のチーズ焼き
糖質 0.3g / 216kcal

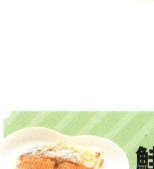

材料（1人分）
銀鮭（生）……………………………70g（1切れ）
塩……………………………………少々
卵……………………………………20g（⅓個）
パルメザンチーズ……………………4g
オリーブ油……………………3g（小さじ1弱）

作り方
❶銀鮭に塩をふり、溶き卵を塗り、パルメザンチーズをまぶす。
❷フライパンを温めてオリーブ油を敷き、❶を焼く。
❸器に❷を盛る。

厚揚げとしめじの煮物
糖質 1.3g / 85kcal

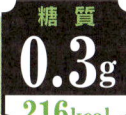

材料（1人分）
厚揚げ………………………………50g
しめじ………………………20g（⅕パック）
葉ねぎ※………………………………20g
しょうゆ（うすくち）……………3g（小さじ½）
だし汁………………………………200cc
※白い部分が少なく、緑の部分が多いねぎ

作り方
❶厚揚げは半分に切り、しめじは根元を切り落としてほぐす。
❷葉ねぎは3cm長さに切る。
❸鍋にしょうゆ・だし汁を入れて煮立て、❶を入れて煮る。
❹❸に❷を加えてひと煮立ちさせる。
❺器に❹を盛る。

油揚げの野菜袋煮
糖質 6.0g / 170kcal

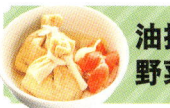

材料（1人分）
油揚げ…………………………30g（大1枚）
キャベツ………………………………30g
にんじん………………………………5g
干ししいたけ………………………0.5g（⅙枚）
鶏ひき肉………………………………10g
かんぴょう（乾燥）……………………2g
しょうゆ（こいくち）………………6g（小さじ1）
だし汁………………………………200cc
〈付け合わせ〉
白菜……………………………………60g
にんじん………………………………30g

作り方
❶油揚げは半分に切り、袋状に広げる。
❷キャベツ・にんじんはみじん切りにする。
❸干ししいたけは水で戻し、みじん切りにする。
❹かんぴょうは水につけて戻す。
❺ボウルに❷・❸・鶏ひき肉を入れてよく混ぜ合わせ、❶に詰め、❹で結ぶ。
❻付け合わせの白菜はざく切り、にんじんは乱切りにする。
❼鍋にしょうゆ・だし汁を入れて煮立て、❺・❻を入れて煮る。
❽器に❼を盛る。

チーズ
糖質 0.2g / 61kcal

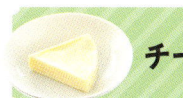

材料（1人分）
6Pチーズ…………………………18g（1個）

作り方
❶器に6Pチーズを盛る。

無調整豆乳
糖質 2.4g / 104kcal

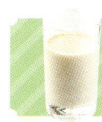

材料（1人分）
無調整豆乳…………………………200cc

作り方
❶グラスに無調整豆乳を注ぐ。

2日目 夕 さんまときのこのホイル焼き 給食

ホイルの中に栄養と旨みが包みこまれています

Dr. 江部's MEMO
たまには、甘い物が食べたいと思ったらラカントSなどの甘味料を使用して手作りおやつを作ります。ラカントSで甘めにしたコーヒーやごまだれをカラメルソース代わりにかけてみてはいかがでしょう。

▶食べものリスト
- まいたけとわかめの味噌汁　さんまときのこのホイル焼き
- 豆乳プリン　■ 酢鶏　■ 変わり湯豆腐

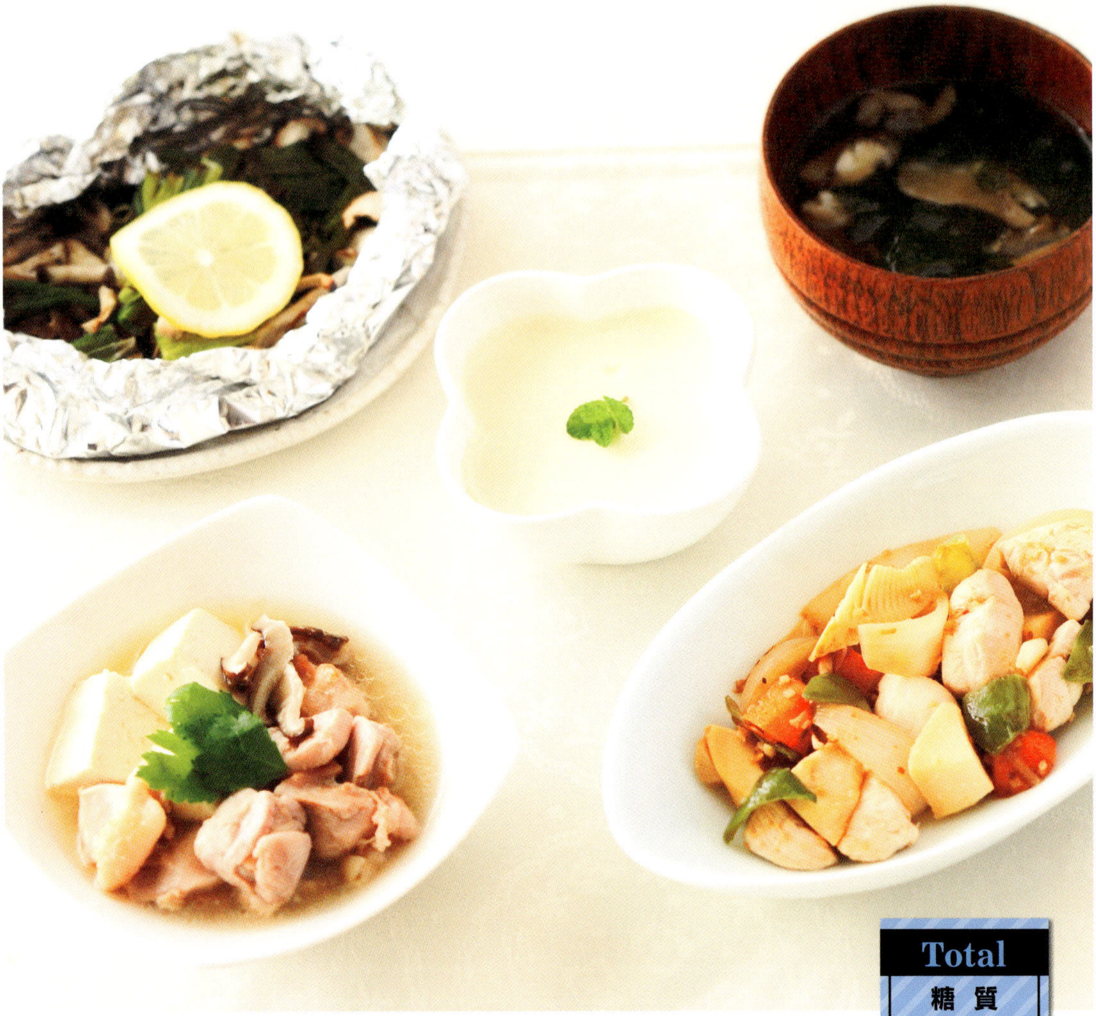

Total
糖質 **11.0g**
585kcal

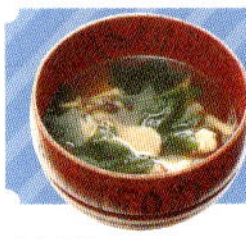

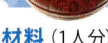

まいたけとわかめの味噌汁
糖質 **1.8g**
23kcal

材料（1人分）
- カットわかめ……………………………………1g
- まいたけ………………………………………20g
- みそ……………………………10g（小さじ1・2/3）
- だし汁………………………………………160cc

作り方
1. カットわかめは水戻しし、まいたけはほぐす。
2. 鍋に❶・だし汁を入れて煮る。
3. ❷にみそを溶き入れ、器に盛る。

高雄病院「糖質制限給食」14日間完全プログラム 2日目

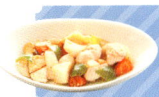 酢鶏
糖質 3.4g
108kcal

材料（1人分）
鶏ささみ……………………………………50g
たまねぎ……………………………20g（1/10個）
ピーマン……………………………………10g
にんじん……………………………………10g
たけのこ（水煮）…………………………20g
しょうが……………………………………少々
油※………………………………3g（小さじ1弱）
しょうゆ（こいくち）……………2g（小さじ1/3）
酢…………………………………8g（大さじ1/2強）
※高オレイン酸タイプの油がおすすめ

作り方
❶鶏ささみはひと口大に切る。
❷たまねぎはくし切り、ピーマン・にんじん・たけのこは乱切りにする。
❸しょうがはみじん切りにする。
❹フライパンを温めて油を敷き、❸を入れて炒め、❶を加えてさらに炒める。
❺鶏ささみの色が変わったら、❷を加えて炒め、しょうゆ・酢で味を調える。
❻器に❺を盛る。

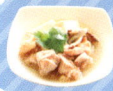 変わり湯豆腐
糖質 1.7g
107kcal

材料（1人分）
絹豆腐………………………………………75g
鶏もも肉……………………………………25g
干ししいたけ………………………………少々
三つ葉………………………………………少々
しょうゆ（うすくち）……………4g（小さじ2/3）
だし汁……………………………………150cc

作り方
❶鶏もも肉はひと口大に切る。
❷干ししいたけは、水で戻しせん切りにする。
❸鍋にしょうゆ・だし汁を入れて煮立て、❶・❷・絹豆腐入れてアクをとりながら煮る。
❹器に❸を盛り、三つ葉を飾る。

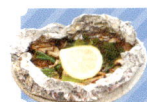 さんまときのこのホイル焼き
糖質 2.7g
212kcal

材料（1人分）
サンマ（生・開き）…………………………60g
しめじ………………………………20g（1/5パック）
生しいたけ…………………………………20g
まいたけ……………………………………20g
葉ねぎ※……………………………………20g
酒…………………………………3g（小さじ1/2強）
しょうゆ（こいくち）………………6g（小さじ1）
レモン（輪切り）……………………10g（1枚）
※白い部分が少なく、緑の部分が多いねぎ

作り方
❶しめじは根元を切り落としてほぐし、生しいたけは食べやすい大きさに切り、まいたけはほぐす。
❷葉ねぎは3cm長さに切る。
❸アルミホイルを広げてさんまをのせ、酒・しょうゆをかけて❶・❷をのせ、アルミホイルを閉じる。
❹❸をオーブントースターで焼く。
❺器に❹を盛り、レモンを添える。

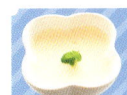 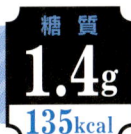 豆乳プリン
糖質 1.4g
135kcal

材料（1人分）
豆乳…………………………………………60g
生クリーム…………………………………23g
粉ゼラチン………………………………1.2g
水…………………………………5g（小さじ1）
ラカントS……………………………………8g
ミント………………………………………少々

作り方
❶粉ゼラチンは水に入れてふやかす。
❷鍋に豆乳・生クリーム・ラカントSを入れて火にかけ、沸騰直前で火をとめ、❶を入れて溶かす。
❸器に❷を流し入れ、冷蔵庫で冷やし固め、ミントを飾る。

3日目

朝	ほうれん草とベーコンのココット給食
昼	牛肉のオイスターソース炒め給食
夕	回鍋肉給食

3食 Total
糖質 **38.91g**
1612kcal

入院生活の流れ・エピソード・アドバイス

朝食につくローカーボパンですが、当初は小麦フスマのパンを出していました。しかし「このパンは美味しくないから要らない。」と拒否されることもあり、小麦フスマを使わないパンに変更しました。特選のこんにゃくをベースにしたパンは、小麦のパンと変わらないと好評です。1個45gで糖質は僅か2.5gです。

3日目 朝 ほうれん草とベーコンのココット給食

朝食には定番食材を決めて、レンジ調理で時短してもOK

Total 糖質 12.11g　410kcal

▶食べものリスト
- 小松菜のお浸し
- カリフラワーとハムのザブジ
- おいしい糖質制限パン
- トマトジュース
- ほうれん草とベーコンのココット

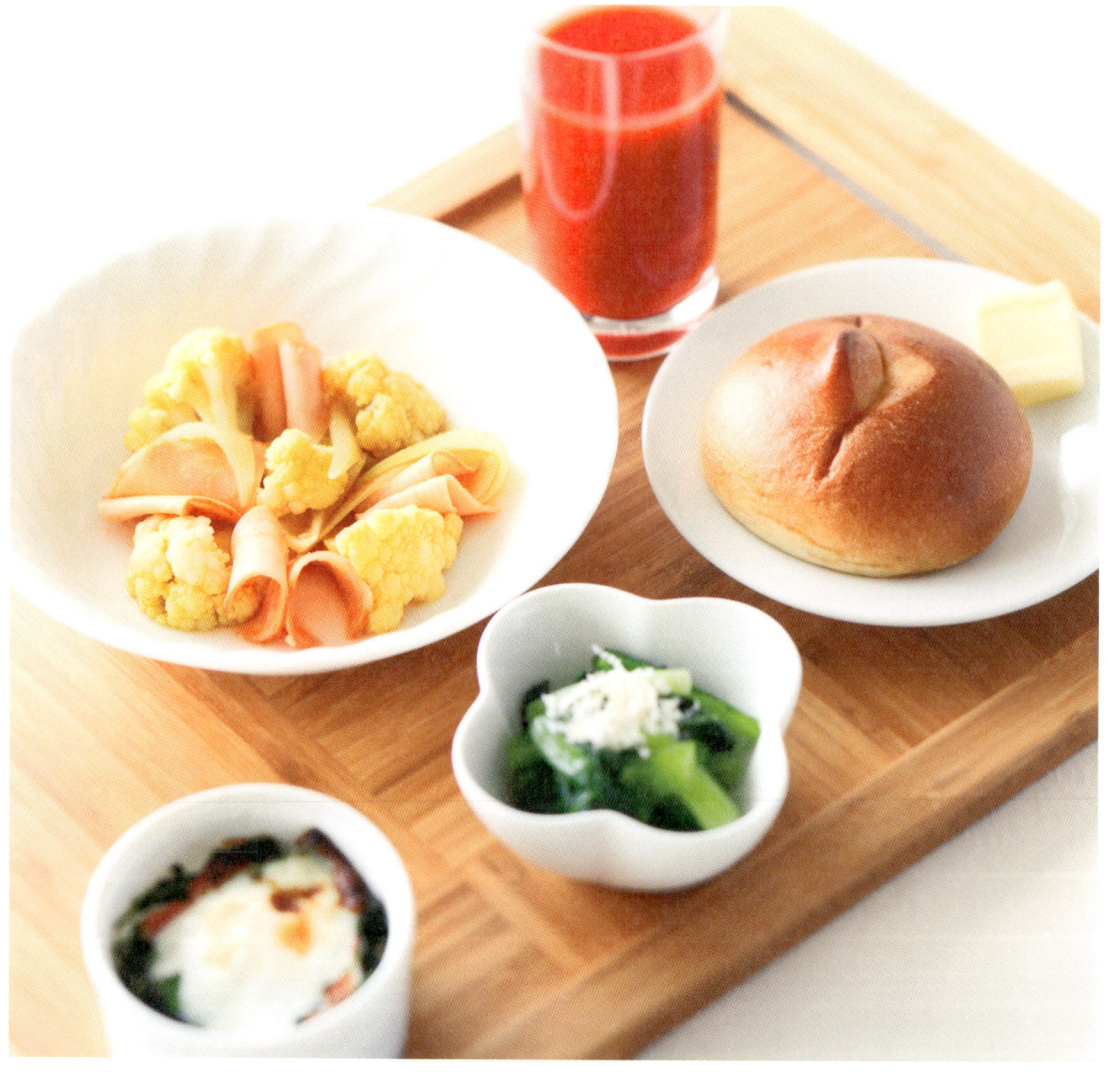

高雄病院「糖質制限給食」14日間完全プログラム　3日目

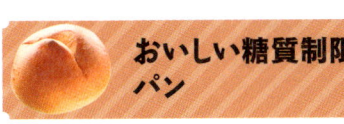 おいしい糖質制限パン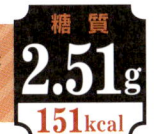
糖質 2.51g
151kcal

材料（1人分）
おいしい糖質制限パン……………………………45g
バター……………………………………………………7g

作り方
❶器においしい糖質制限パンを盛り、バターを添える。

トマトジュース
糖質 5.3g
27kcal

材料（1人分）
無塩トマトジュース……………………………160cc

作り方
❶グラスに無塩トマトジュースを注ぐ。

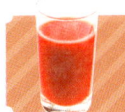 ほうれん草とベーコンのココット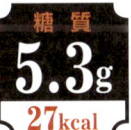
糖質 0.4g
151kcal

材料（1人分）
ほうれん草………………………………………50g
ベーコン…………………………………15g（¾枚）
卵……………………………………………60g（1個）
塩……………………………………………………少々
油※…………………………………………………少々
※高オレイン酸タイプの油がおすすめ

作り方
❶ほうれん草は2㎝長さ、ベーコンは1㎝角に切る。
❷フライパンを温めて油を敷き、❶を炒める。
❸ココットに❷を敷き、真ん中に卵を割り入れ、塩をふり、オーブンで焼く。

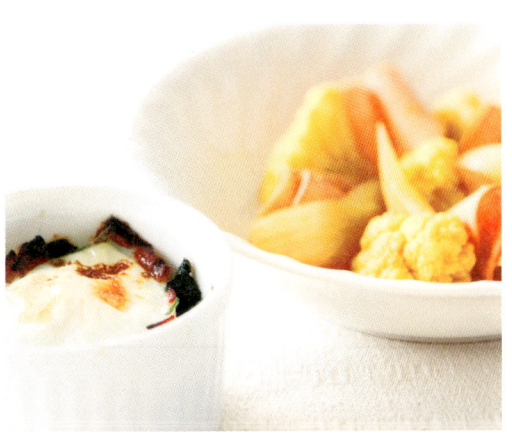

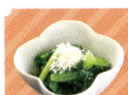 小松菜のお浸し
糖質 0.7g
16kcal

材料（1人分）
小松菜……………………………………………70g
しょうゆ（こいくち）……………………3g（小さじ½）
かつお節（糸削り）………………………………少々

作り方
❶小松菜は熱湯でゆでて冷水に取り、水気をしぼり3㎝長さに切る。
❷器に❶を盛り、しょうゆをかけ、かつお節を散らす。

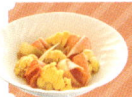 カリフラワーとハムのザブジ
糖質 3.2g
65kcal

材料（1人分）
カリフラワー……………………………………70g
ロースハム……………………………20g（1枚）
たまねぎ…………………………………………10g
コンソメ顆粒………………………………………1g
しょうゆ（うすくち）……………………2g（小さじ⅓）
カレー粉……………………………………………少々
水………………………………………………100cc

作り方
❶カリフラワーは小房に分け、ロースハムは4等分に切り、たまねぎはくし切りにする。
❷フライパンに❶を入れ、水・コンソメ顆粒・しょうゆ・カレー粉を入れて蓋をして弱火で蒸し焼きにする。
❸器に❷を盛る。

Dr. 江部's MEMO

小松菜は、クセやアクがないのでお浸し、和え物、炒め物など一度に100g程使用することも多い食材ですが、糖質量は0.7gと少なく、鉄分も含んでいるので取り入れたい野菜のひとつです。

3日目 昼 少量のオイスターソースを使って味に一工夫
牛肉のオイスターソース炒め給食

Dr. 江部's MEMO
オイスターソースの100g当たりの糖質量は、18.1g。小さじ1杯弱5gなら、0.9g。塩・醤油の単調な味に飽きてきたら、オイスターソースや実山椒、ごま、薬味などをうまく利用しましょう。

▶食べものリスト
- 中華卵スープ
- 牛肉のオイスターソース炒め
- チーズ
- 無調整豆乳
- 鰆の有馬焼・大根おろし添え
- 豚肉と豆腐のごま炒め

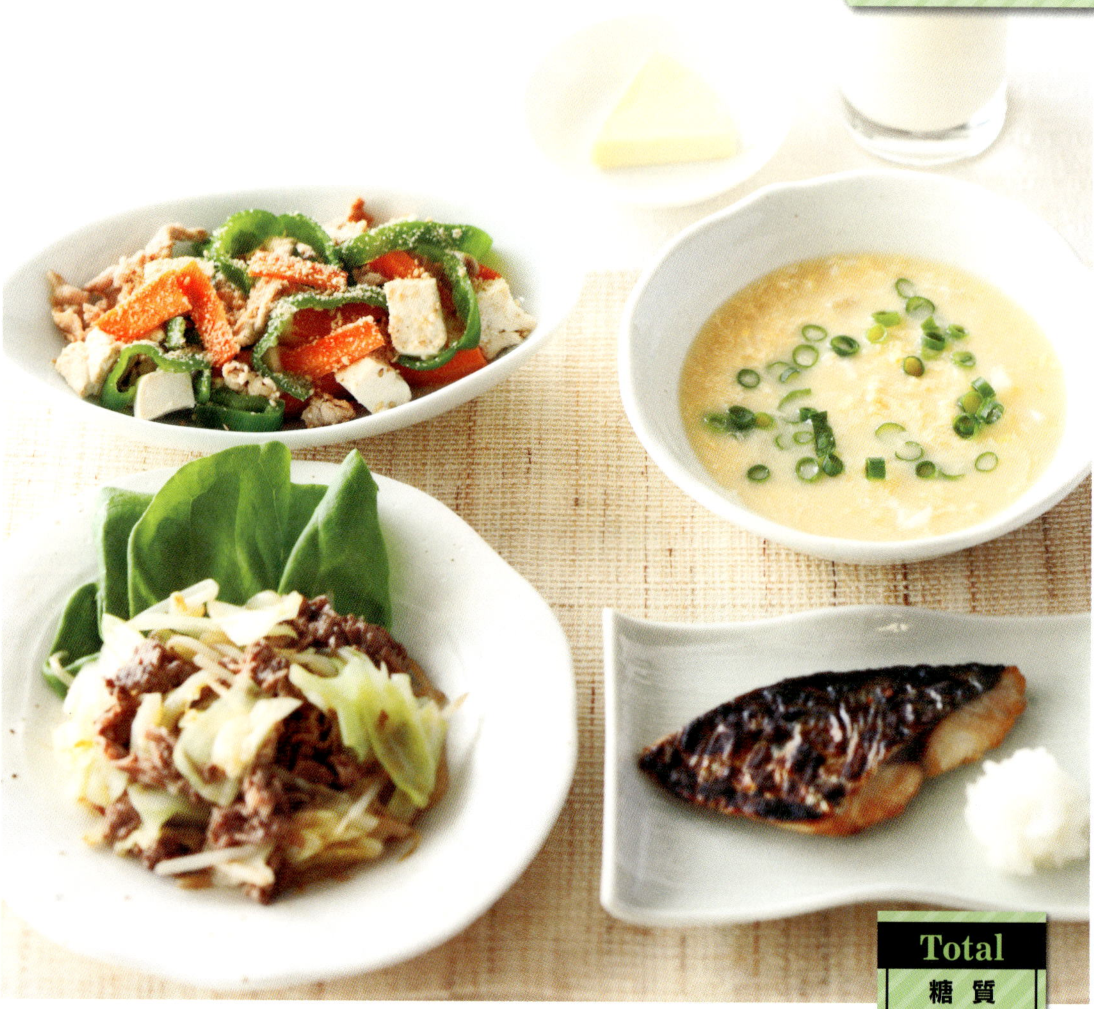

Total 糖質 11.4g / 632kcal

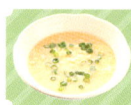
中華卵スープ
糖質 0.8g / 38kcal

材料（1人分）
- 白菜‥‥‥‥‥‥‥‥‥‥‥‥‥‥‥20g
- 葉ねぎ※‥‥‥‥‥‥‥‥‥‥‥‥‥少々
- 卵‥‥‥‥‥‥‥‥‥‥‥‥20g（1/3個）
- 中華だし顆粒‥‥‥‥‥‥2g（小さじ1/2）
- しょうゆ（うすくち）‥‥4g（小さじ2/3）
- 水‥‥‥‥‥‥‥‥‥‥‥‥‥‥‥160cc

※白い部分が少なく、緑の部分が多いねぎ

作り方
1. 白菜は1cm幅に切る。
2. 葉ねぎは小口切りにする。
3. 鍋に❶・中華だし顆粒・しょうゆ・水を入れ、白菜がやわらかくなるまで煮る。
4. ❸を煮立て、溶き卵を流しれ、火を止める。
5. 器に❹を盛り、❷を散らす。

鰆の有馬焼・大根おろし添え

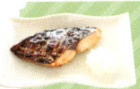

糖質 1.4g / 117kcal

材料（1人分）
- サワラ……………………60g（1切れ）
- しょうゆ（こいくち）……………3g（小さじ½）
- 酒……………………………………少々
- 実山椒………………………………少々
- 油※…………………………………少々

※高オレイン酸タイプの油がおすすめ

〈付け合わせ〉
- 大根……………………………………40g

作り方
❶ サワラはしょうゆ・酒を塗り、実山椒を少したたいてつぶし、サワラの上にのせる。
❷ フライパンに油を敷き、❶を焼く。
❸ 大根はすりおろしし、軽く水気をしぼる。
❹ 器に❷を盛り、❸を添える。

豚肉と豆腐のごま炒め

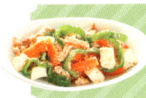

糖質 3.7g / 178kcal

材料（1人分）
- 木綿豆腐………………………………100g
- 豚ロース肉（脂身なし・薄切り）………40g
- にんじん………………………………20g
- ピーマン…………………………30g（1個）
- 炒りごま（白）……………………1g（小さじ⅓）
- 油※……………………………………少々
- しょうゆ（こいくち）……………4g（小さじ⅔）

※高オレイン酸タイプの油がおすすめ

作り方
❶ 木綿豆腐は重石をして水切りし、大き目の角切りにする。
❷ 豚ロース肉はひと口大に切り、にんじんは短冊切りにし、ピーマンは細切りにする。
❸ フライパンを温めて油を敷き、❷を炒め、豚ロース肉の色が変わったら、❶・しょうゆを入れて炒め合わせ最後に炒りごまを加える。
❹ 器に❸を盛る。

牛肉のオイスターソース炒め

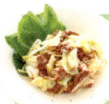

糖質 2.9g / 134kcal

材料（1人分）
- 牛肩肉（赤身・薄切り）…………………50g
- キャベツ………………………………30g
- 白菜……………………………………40g
- もやし…………………………………30g
- サラダ菜…………………………………5g
- 油※……………………………………少々
- しょうゆ（こいくち）……………5g（小さじ1弱）
- オイスターソース………………5g（小さじ1弱）
- ごま油……………………………1g（小さじ¼）

※高オレイン酸タイプの油がおすすめ

作り方
❶ 牛肩肉はひと口大に切る。
❷ キャベツ・白菜はざく切りにする。
❸ フライパンを温めて油を敷き、❶・❷・もやしを炒め、しょうゆ・オイスターソースで味を調え、ごま油で香りをつける。
❹ 器にサラダ菜を敷き、❸を盛る。

チーズ

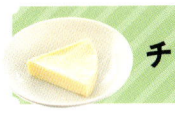

糖質 0.2g / 61kcal

材料（1人分）
- 6Pチーズ……………………………18g（1個）

作り方
❶ 器に6Pチーズを盛る。

無調整豆乳

糖質 2.4g / 104kcal

材料（1人分）
- 無調整豆乳…………………………200cc

作り方
❶ グラスに無調整豆乳を注ぐ。

3日目 夕 回鍋肉給食

低糖質の野菜をふんだんに使って

▶食べものリスト
- 白菜と油揚げの味噌汁
- 鯛の煮物・柚子風味
- 回鍋肉
- 春菊としめじのねりごま和え
- オムレツ

Dr. 江部's MEMO
ケチャップの中には、砂糖がたっぷり入っています。ネットで、低糖質のケチャップを購入することもできますが、間に合わない時は、トマトピューレに醤油を足してソースを作ってみてはいかがでしょう。

Total
糖質 15.4g
570kcal

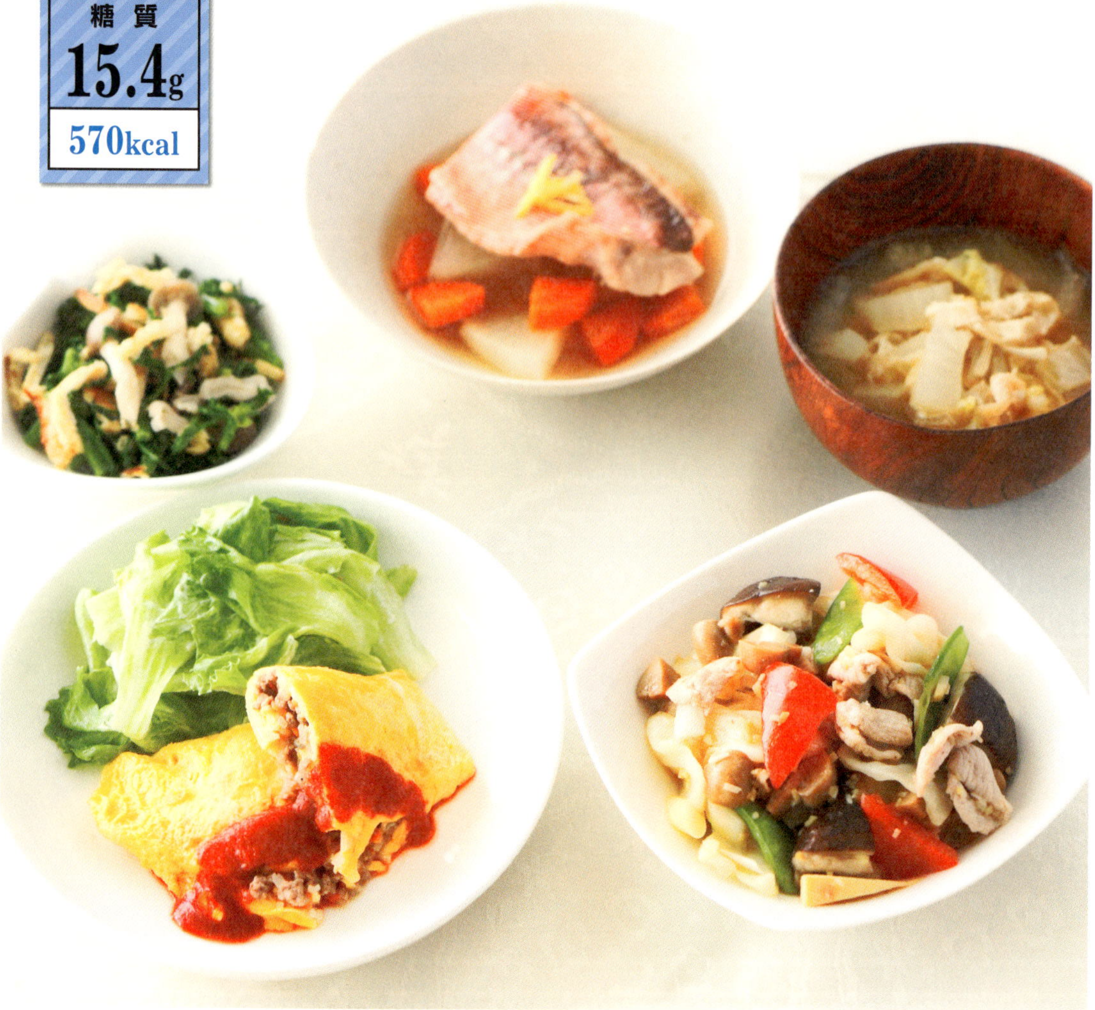

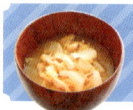

白菜と油揚げの味噌汁
糖質 2.4g / 62kcal

材料（1人分）
- 白菜……………………………………30g
- 油揚げ…………………………10g（⅓枚）
- みそ………………………10g（小さじ1・⅔）
- だし汁………………………………160cc

作り方
❶ 白菜は1cm幅に切り、油揚げは細切りにする。
❷ 鍋に❶・だし汁を入れ、白菜がやわらかくなるまで煮る。
❸ ❷にみそを溶き入れ、器に盛る。

高雄病院「糖質制限給食」14日間完全プログラム **3日目**

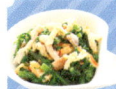

春菊としめじのねりごま和え

糖質 1.0g / 60kcal

材料（1人分）
- 春菊……………………………60g
- しめじ…………………………10g
- 油揚げ……………………7g（¼枚）
- 練りごま（白）……………3g（小さじ1）
- しょうゆ（こいくち）………2g（小さじ⅓）

作り方
❶ 春菊は熱湯でゆでて冷水に取り、水気をしぼり3cm長さに切る。
❷ しめじは根元を切り落としてほぐし、熱湯でゆでて冷水に取り、水気をしぼる。
❸ 油揚げは熱湯をかけて油抜きし、フライパンでさっと焼いて細切りにする。
❹ ボウルに練りごま・しょうゆを入れて混ぜ、❶・❷・❸を加えて和える。
❺ 器に❹を盛る。

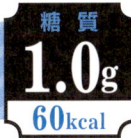

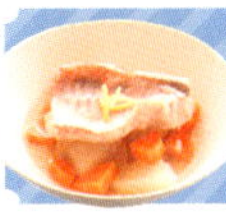

鯛の煮物・柚子風味

糖質 3.9g / 141kcal

材料（1人分）
- タイ………………………60g（1切れ）
- 大根……………………………80g
- にんじん………………………20g
- 柚子皮…………………………少々
- 酒…………………………1g（小さじ⅕）
- しょうゆ（こいくち）……6g（小さじ1）
- だし汁………………………200cc

作り方
❶ 大根はいちょう切りにして下ゆでし、にんじんはいちょう切りにする。
❷ 鍋に酒・しょうゆ・だし汁を入れて煮立て❶・タイを入れて煮る。
❸ 器に❷を盛り、柚子皮を飾る。

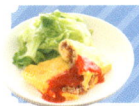

オムレツ

糖質 4.1g / 216kcal

材料（1人分）
- 卵………………………60g（1個）
- 合びき肉………………………20g
- たまねぎ…………………30g（⅙個）
- にんじん………………………5g
- 油※……………………………少々
- 塩………………………………少々
- バター…………………………5g
- トマトピューレ…………5g（小さじ1）
- しょうゆ（こいくち）………2g（小さじ⅓）

※高オレイン酸タイプの油がおすすめ

〈付け合わせ〉
- レタス……………………30g（1・½枚）
- マヨネーズ………………5g（小さじ1強）

作り方
❶ たまねぎ・にんじんはみじん切りにする。
❷ フライパンを温めて油を敷き、合びき肉・❶を炒め、塩で味を調え取り出す。
❸ フライパンを洗って温め、バターを敷き、溶き卵を流し入れ、中央に❷をのせてはさみ、オムレツを作る。
❹ レタスは手でちぎり、マヨネーズで和える。
❺ 器に❸を盛り、トマトピューレ・しょうゆを混ぜたものをかけ、❹を添える。

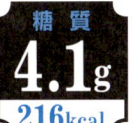

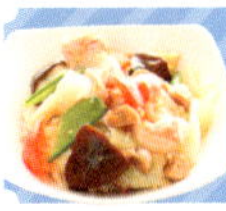

回鍋肉

糖質 4.0g / 91kcal

材料（1人分）
- 豚もも肉（薄切り）…40g
- 葉ねぎ※1…………10g
- キャベツ…………30g
- ピーマン……20g（⅔個）
- 赤パプリカ…………10g
- たけのこ（水煮）……20g
- 絹さや………5g（2枚）
- 生しいたけ…………20g
- マッシュルーム（缶詰）…20g
- しょうが……………7g
- にんにく……………少々
- 油※2…………………少々
- 酒…………1g（小さじ⅕）
- しょうゆ（こいくち）………6g（小さじ1）

※1 白い部分が少なく、緑の部分が多いねぎ
※2 高オレイン酸タイプの油がおすすめ

作り方
❶ 豚もも肉はひと口大に切る。
❷ 葉ねぎは斜め切り、キャベツはざく切り、ピーマン・赤パプリカは乱切り、たけのこは薄切り、絹さやは斜め半分に切り、生しいたけ・マッシュルームは4つ切りにする。
❸ しょうが・にんにくはみじん切りにする。
❹ フライパンを温めて油を敷き、❸、❶の順に炒め、豚もも肉の色が変わったら、❷を加えて炒め、酒・しょうゆで味を調える。
❺ 器に❹を盛る。

4日目

3食 Total
糖質 **39.71g**
1590kcal

朝	もやし野菜炒め給食
昼	白菜と油揚げの煮浸し給食
夕	チキンカツ・サニーレタス添え給食

入院生活の流れ・エピソード・アドバイス

性別、身長、年齢、体重などにより、1200kcal／日、1400kcal／日、1600kcal／日の3つのパターンがありますが、本書では退院後あるいは日常生活に近いように1600kcal／日の朝・昼・夕3食のメニューを紹介しています。退院後は運動量に応じて、もっと食べてOKとアドバイスすることもあります。

4日目 朝 糖質ゼロの大豆もやしならより低糖質に

もやし野菜炒め給食

Total 糖質 **12.51g** 394kcal

▶食べものリスト
- もやし野菜炒め
- 卵野菜サラダ
- おいしい糖質制限パン
- トマトジュース
- きのことわかめのコンソメスープ

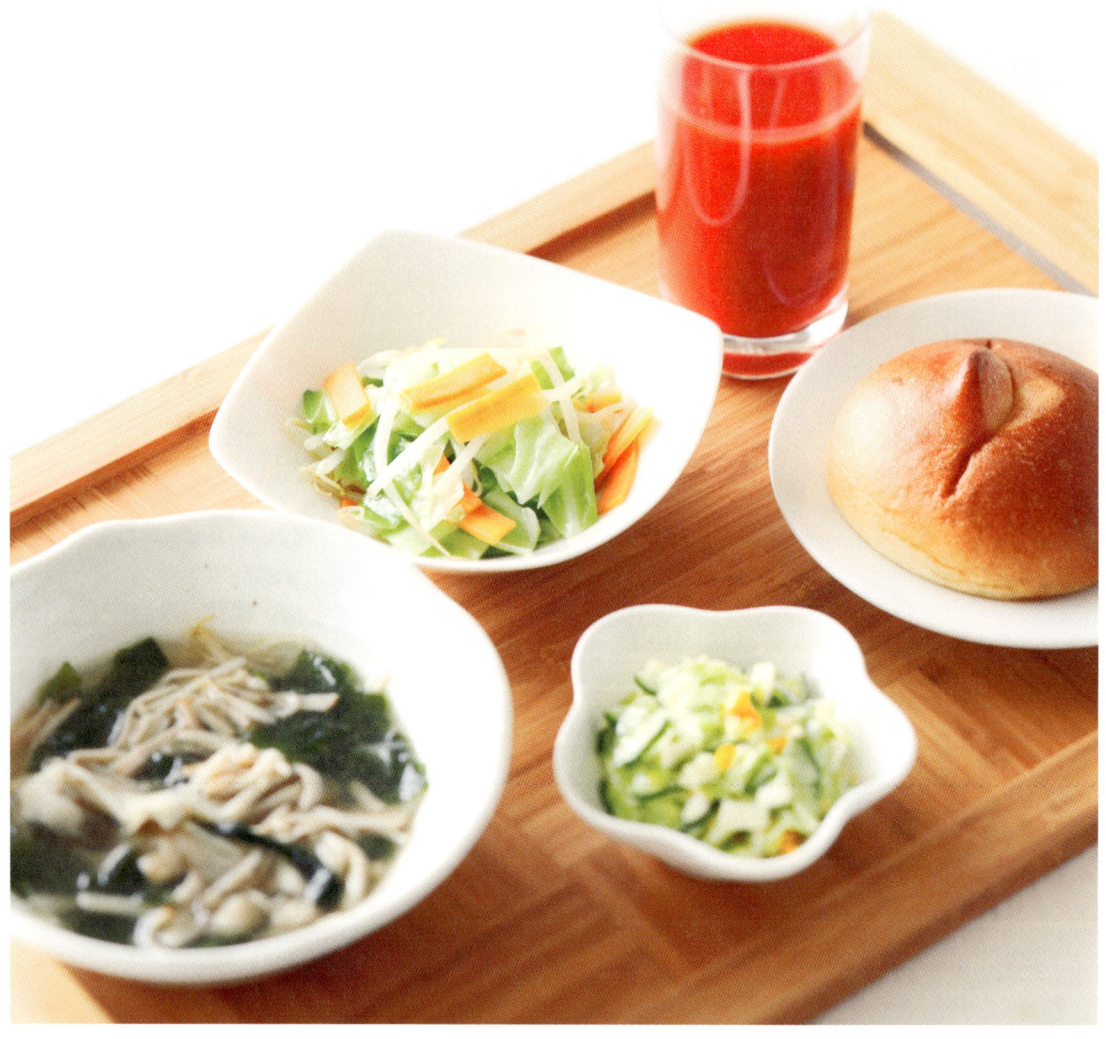

高雄病院「糖質制限給食」14日間完全プログラム　4日目

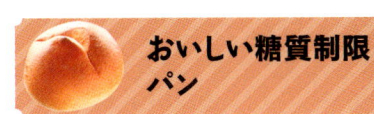
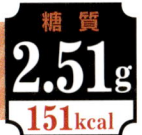

おいしい糖質制限パン
糖質 2.51g　151kcal

材料（1人分）
おいしい糖質制限パン‥‥‥‥‥‥‥‥‥‥‥45g
バター‥‥‥‥‥‥‥‥‥‥‥‥‥‥‥‥‥‥‥7g

作り方
❶器においしい糖質制限パンを盛り、バターを添える。

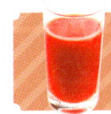
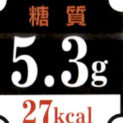

トマトジュース
糖質 5.3g　27kcal

材料・作り方（1人分）
❶グラスに無塩トマトジュース（160cc）を注ぐ。

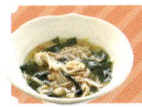
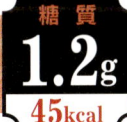

きのことわかめのコンソメスープ
糖質 1.2g　45kcal

材料（1人分）
まいたけ‥‥‥‥‥‥‥‥‥‥‥‥20g（1/5パック）
えのき茸‥‥‥‥‥‥‥‥‥‥‥‥‥20g（1/5袋）
ロースハム‥‥‥‥‥‥‥‥‥‥‥‥10g（1/2枚）
カットわかめ‥‥‥‥‥‥‥‥‥‥‥‥‥‥‥1g
バター‥‥‥‥‥‥‥‥‥‥‥‥‥‥‥‥‥‥2g
コンソメ顆粒‥‥‥‥‥‥‥‥‥‥‥‥‥‥‥1g
塩‥‥‥‥‥‥‥‥‥‥‥‥‥‥‥‥‥‥‥少々
水‥‥‥‥‥‥‥‥‥‥‥‥‥‥‥‥‥‥160cc

作り方
❶まいたけは手でほぐし、えのき茸は根元を切り落とし半分の長さに切ってほぐし、ロースハムは細切りにする。
❷カットわかめは水戻しする。
❸鍋にバターを敷き、❶を炒め、水を注ぎ、コンソメ顆粒・❷を入れて煮る。
❹塩で味を調え、器に盛る。

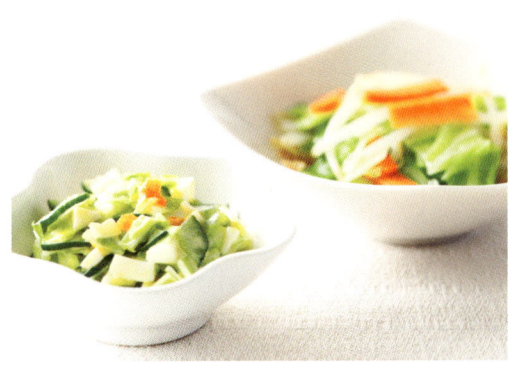

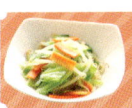
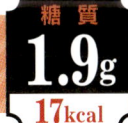

もやし野菜炒め
糖質 1.9g　17kcal

材料（1人分）
にんじん‥‥‥‥‥‥‥‥‥‥‥‥‥‥‥‥10g
キャベツ‥‥‥‥‥‥‥‥‥‥‥‥‥‥‥‥30g
もやし‥‥‥‥‥‥‥‥‥‥‥‥‥‥‥‥‥30g
油※‥‥‥‥‥‥‥‥‥‥‥‥‥‥‥‥‥‥少々
塩‥‥‥‥‥‥‥‥‥‥‥‥‥‥‥‥‥‥‥少々
※高オレイン酸タイプの油がおすすめ

作り方
❶にんじんは短冊切り、キャベツはざく切りにする。
❷フライパンを温めて油を敷き、❶・もやしを炒め、塩で味を調える。
❸器に❷を盛る。

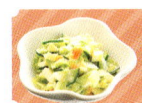
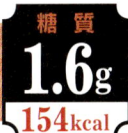

卵野菜サラダ
糖質 1.6g　154kcal

材料（1人分）
卵‥‥‥‥‥‥‥‥‥‥‥‥‥‥‥‥‥60g（1個）
きゅうり‥‥‥‥‥‥‥‥‥‥‥‥‥20g（1/5本）
キャベツ‥‥‥‥‥‥‥‥‥‥‥‥‥‥‥‥20g
塩‥‥‥‥‥‥‥‥‥‥‥‥‥‥‥‥‥‥‥少々
マヨネーズ‥‥‥‥‥‥‥‥‥‥‥10g（小さじ2・1/2）

作り方
❶卵は水からゆでてゆで卵にし、殻をむいて粗めに刻む。
❷きゅうりは薄いいちょう切り、キャベツは粗いみじん切りにする。
❸❷をボウルに入れ、塩をふり、しんなりしたら水気をしぼる。
❹❶・❸・マヨネーズを混ぜ合わせ、器に盛る。

Dr.江部's MEMO
もやしには、100g当たり糖質ゼロの大豆もやし、緑豆もやしと一番よく出回っている糖質1.3gのブラックマッペもやしがあります。安価なので助かりますが、もやしによって糖質量が違うので要注意。

4日目 昼 白菜と油揚げの煮浸し給食

低糖質で淡白な白菜はいろんな料理にアレンジできます

▶食べものリスト
- 銀タラの照り焼き
- 白菜と油揚げの煮浸し
- キュウリとタコのサラダ
- チーズ
- 無調整豆乳
- 豚肉と野菜のスープ煮
- 鶏そぼろ煮

Dr. 江部's MEMO
鶏肉は糖質ゼロ食材。鶏ひき肉を使ってそぼろを作り置きすれば、豆腐や厚揚げ、焼き豆腐、卵、柔らかく煮た大根などの野菜や揚げ野菜にといろんな料理に活用ができます。

Total 糖質 14.5g / 640kcal

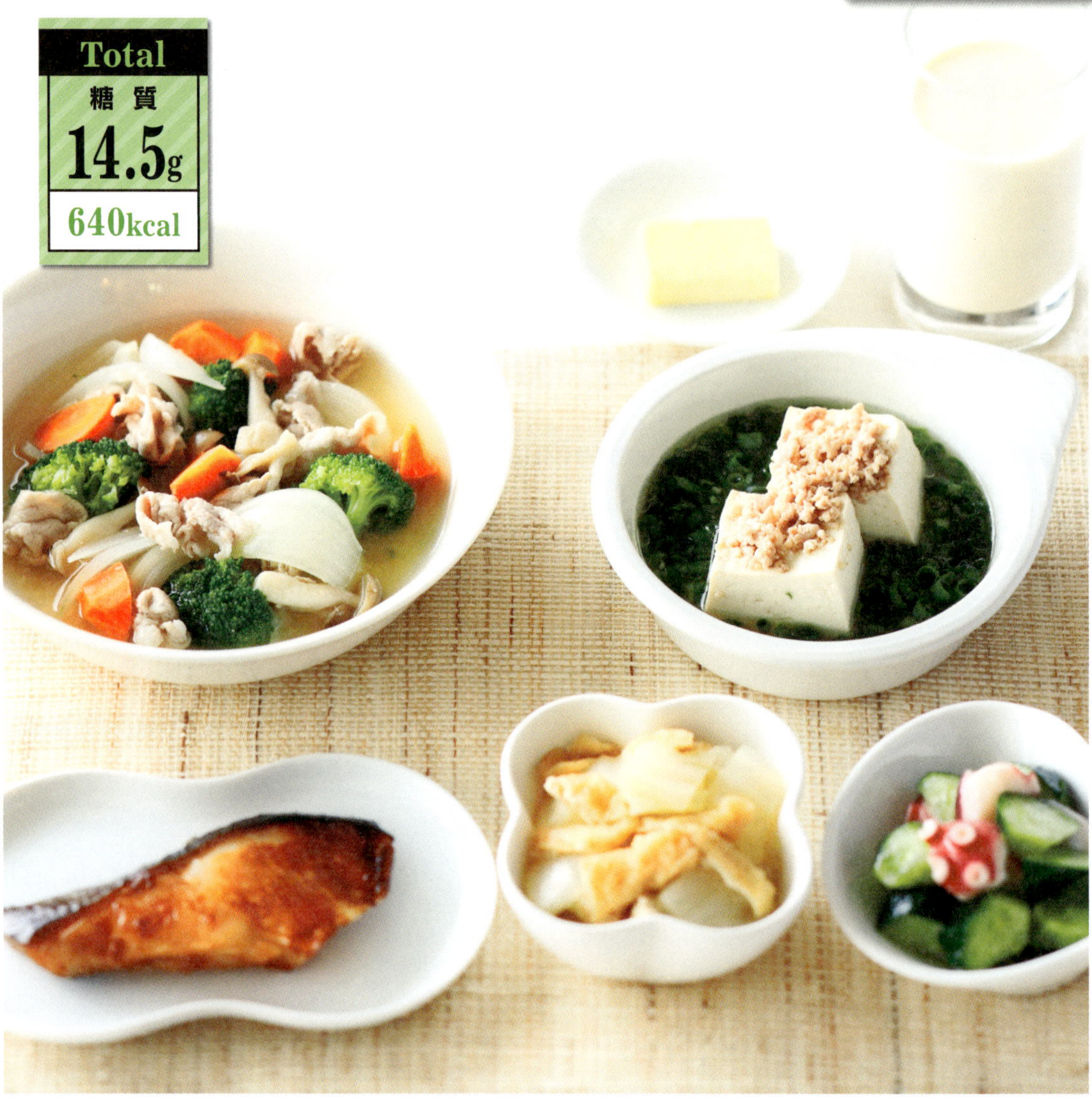

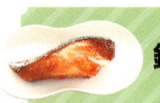

銀タラの照り焼き　糖質 0.3g　136kcal

材料（1人分）
- 銀タラ……………………60g（1切れ）
- しょうゆ（こいくち）……………3g（小さじ½）
- 油※……………………………少々

※高オレイン酸タイプの油がおすすめ

作り方
1. 銀タラにしょうゆを塗る。
2. フライパンを温めて油を敷き、①を焼く。
3. 器に②を盛る。

高雄病院「糖質制限給食」14日間完全プログラム　4日目

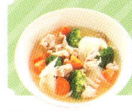
豚肉と野菜のスープ煮
糖質 6.7g　125kcal

材料（1人分）
豚ロース肉（脂身なし・薄切り）……40g
たまねぎ……60g（1/3個弱）
にんじん……20g
しめじ……10g（1/10パック）
ブロッコリー……30g
コンソメ顆粒……1g
しょうゆ（うすくち）……4g（小さじ2/3）
水……200cc

作り方
❶豚ロース肉はひと口大に切り、たまねぎはくし切り、にんじんは乱切り、しめじは根元を切り落としてほぐす。
❷ブロッコリーは小房に分け、熱湯でゆでて冷水に取る。
❸鍋にコンソメ顆粒・しょうゆ・水を入れて煮立て、❶を加えてアクをとりながら煮る。
❹❷を加えてひと煮立ちさせる。
❺器に❹を盛る。

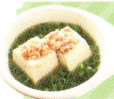
鶏そぼろ煮
糖質 2.0g　111kcal

材料（1人分）
木綿豆腐……100g
葉ねぎ※……10g
鶏ひき肉……20g
おろししょうが……少々
しょうゆ（うすくち）……3g（小さじ1/2）
だし汁……100cc
※白い部分が少なく、緑の部分が多いねぎ

作り方
❶木綿豆腐は半分に切る。
❷葉ねぎは小口切りにする。
❸鍋にだし汁・しょうゆを入れて煮立て、鶏ひき肉・おろししょうがを入れてアクをとりながら煮る。
❹❸に❶を加えて煮る。
❺器に❹を盛り、❷を散らす。

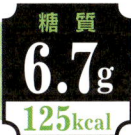
白菜と油揚げの煮浸し
糖質 1.6g　38kcal

材料（1人分）
白菜……70g
油揚げ……7g（1/3枚）
しょうゆ（うすくち）……3g（小さじ1/2）
だし汁……100cc

作り方
❶白菜は2cm幅に切り、油揚げは細切りにする。
❷鍋にしょうゆ・だし汁を入れて煮立て、❶を加えて煮る。
❸器に❷を盛る。

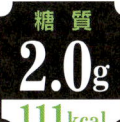
キュウリとタコのサラダ
糖質 1.3g　75kcal

材料（1人分）
きゅうり……50g（1/2本）
タコ（ゆで）……20g
油※……4g（小さじ1）
ごま油……1g（小さじ1/4）
酢……5g（小さじ1）
塩……少々
※高オレイン酸タイプの油がおすすめ

作り方
❶きゅうり・タコは乱切りにする。
❷ボウルに油・ごま油・酢・塩を入れてよく混ぜる。
❸❷に❶を加えて和え、器に盛る。

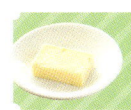
チーズ
糖質 0.2g　51kcal

材料・作り方（1人分）
❶器にベビーチーズ（15g）を盛る。

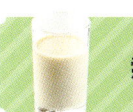
無調整豆乳
糖質 2.4g　104kcal

材料・作り方（1人分）
❶グラスに無調整豆乳（200cc）を注ぐ。

4日目 夕

おからパウダーを使って低糖質のカツに

チキンカツ・サニーレタス添え給食

▶食べものリスト
- 大根とえのき茸の味噌汁
- 冷奴バジル風味
- キャベツのわさび和え
- 根菜と厚揚げの炊き合わせ
- チキンカツ・サニーレタス添え

Dr. 江部's MEMO

いつもの冷奴に、バジルとオリーブ油をプラスして違う味にしてみましょう。また、体重が減りすぎてという方も、料理にオリーブ油をプラスしてカロリーアップすると良いでしょう。

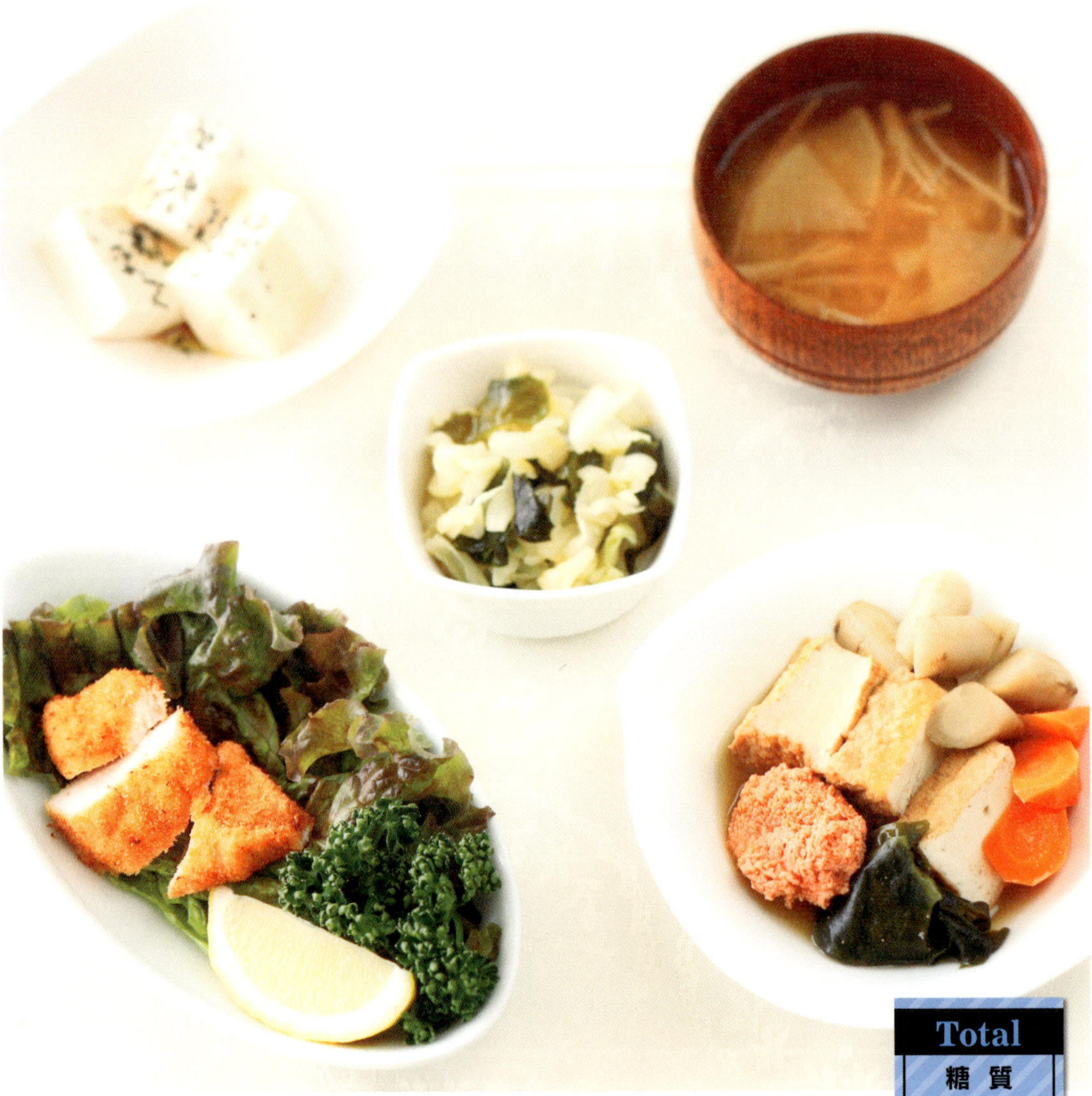

Total 糖質 12.7g / 556kcal

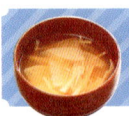

大根とえのき茸の味噌汁

糖質 2.7g / 26kcal

材料（1人分）
- 大根　　　　　　　　　　　　　　30g
- えのき茸　　　　　　　　　　　　10g
- みそ　　　　　　　　　　　10g（小さじ1・2/3）
- だし汁　　　　　　　　　　　　　160cc

作り方
1. 大根は薄いいちょう切りにし、えのき茸は根元を切り落として半分の長さに切る。
2. 鍋に1・だし汁を入れ、大根がやわらかくなるまで煮る。
3. 2にみそを溶き入れ、器に盛る。

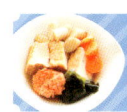

高雄病院「糖質制限給食」14日間完全プログラム　4日目

根菜と厚揚げの炊き合わせ

糖質 4.8g　161kcal

材料（1人分）
- にんじん……………………………………20g
- ごぼう………………………………………30g
- 厚揚げ………………………………………50g
- カットわかめ…………………………………1g
- 魚の卵………………………………………40g
- しょうゆ（こいくち）………………………6g（小さじ1）
- だし汁………………………………………200cc

作り方
❶にんじん・ごぼうは乱切りにし、厚揚げは3等分に切る。
❷カットわかめは水戻しし、水気をしぼる。
❸鍋にしょうゆ・だし汁を入れて煮立て、❶・魚の卵を入れ、卵が崩れないように弱火で煮る。
❹❷を加えてさっと火を通し、器に盛る。

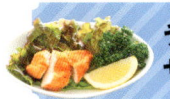

チキンカツ・サニーレタス添え

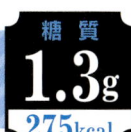

糖質 1.3g　275kcal

材料（1人分）
- 鶏むね肉……………………………………60g
- 塩……………………………………………少々
- おからパウダー……………………………適量
- 卵……………………………………………適量
- 揚げ油※……………………………………適量
※高オレイン酸タイプの油がおすすめ

〈付け合わせ〉
- サニーレタス………………………20g（1枚）
- パセリ………………………………………少々
- レモン（くし切り）…………………10g（1切れ）

作り方
❶鶏むね肉はたたいて厚い部分に包丁を入れ、厚みを均一にする。
❷❶に塩をふり、おからパウダー・溶き卵・おからパウダーの順で衣をつける。
❸揚げ油を温め、❷を揚げる。
❹器にサニーレタスを敷き、❸を盛り、パセリ・レモンを添える。

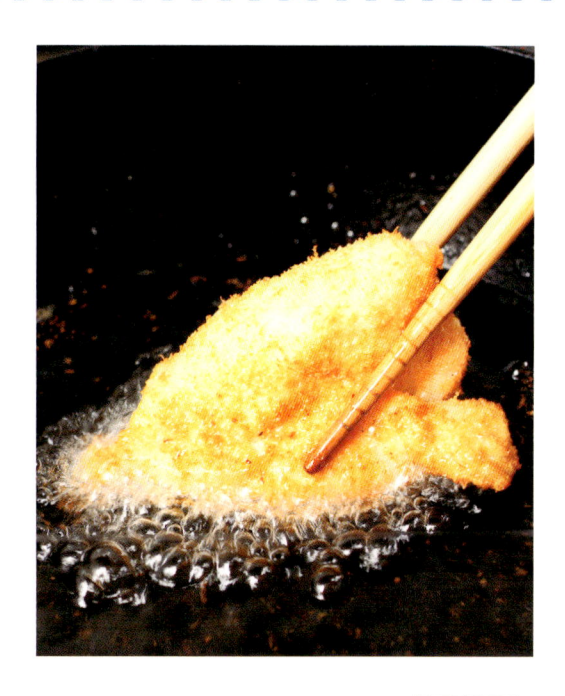

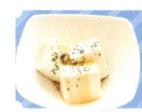

冷奴バジル風味

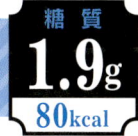

糖質 1.9g　80kcal

材料（1人分）
- 絹豆腐…………………………………… 100g
- オリーブ油………………………2.5g（小さじ½強）
- しょうゆ（うすくち）……………2.5g（小さじ½弱）
- バジル（乾燥）……………………………少々

作り方
❶器に絹豆腐を盛り、オリーブ油・しょうゆをかけ、バジルをふる。

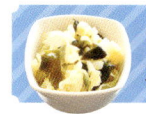

キャベツのわさび和え

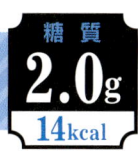

糖質 2.0g　14kcal

材料（1人分）
- キャベツ……………………………………50g
- カットわかめ…………………………………1g
- 練りわさび…………………………………少々
- しょうゆ（うすくち）………………2g（小さじ⅓）
- 酢……………………………………2g（小さじ½弱）

作り方
❶キャベツは1cm幅に切り、熱湯でゆでて冷水に取り、水気をしぼる。
❷カットわかめは水戻しし、水気をしぼる。
❸ボウルに練りわさび・しょうゆ・酢を入れてよく混ぜ、❶・❷を加えて和える。
❹器に❸を盛る。

5日目	朝	キャベツとウインナーのコンソメ煮給食
3食 Total	昼	はもの照焼給食
糖質 **37.41g**	夕	魚介豆腐蒸し・おろし添え給食
1602kcal		

入院生活の流れ・エピソード・アドバイス

本書では、朝・昼・夕3食ともきっちり糖質を減らした「スーパー糖質制限食」のメニューを紹介しています。入院4日目頃に、血糖日内変動検査を行います。食後の血糖値が、180mg／dlを超えることがあまりないので、「こんなに食べているのに血糖値がほとんど上がらないなんて!?」と驚かれます。

5日目 朝 加工食品を使う時は塩分控えめに
キャベツとウインナーのコンソメ煮給食

Total 糖質 13.71g　456kcal

▶食べものリスト
- キャベツとウインナーのコンソメ煮
- ゆで卵
- おいしい糖質制限パン
- トマトジュース
- ハム野菜サラダ

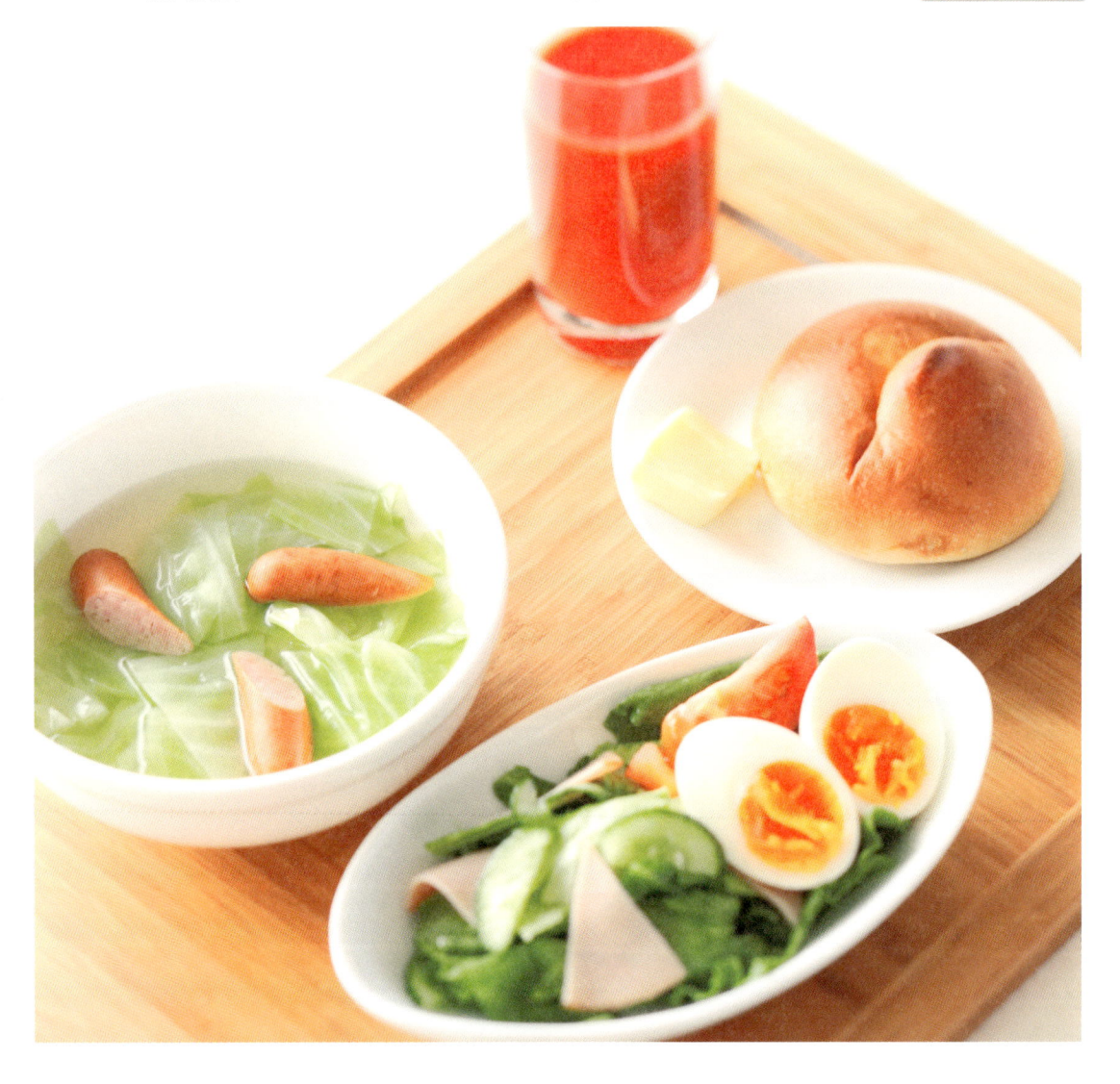

高雄病院「糖質制限給食」14日間完全プログラム　5日目

おいしい糖質制限パン
糖質 2.51g / 151kcal

材料（1人分）
おいしい糖質制限パン･････････････････････45g
バター･････････････････････････････････････7g

作り方
❶器においしい糖質制限パンを盛り、バターを添える。

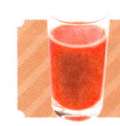

トマトジュース
糖質 5.3g / 27kcal

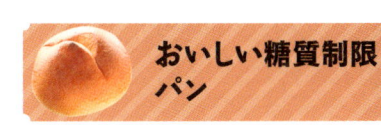

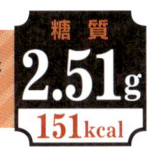

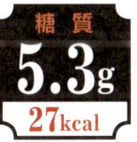

材料・作り方（1人分）
❶グラスに無塩トマトジュース（160cc）を注ぐ。

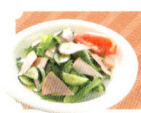

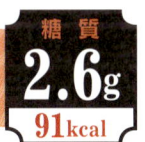

ハム野菜サラダ
糖質 2.6g / 91kcal

材料（1人分）
レタス････････････････････････････････････30g
きゅうり････････････････････････････20g（1/5本）
トマト･････････････････････････････30g（1/6個）
ロースハム･････････････････････････20g（1枚）
塩･･･････････････････････････････････････少々
オリーブ油･･･････････････････････4g（小さじ1）
酢･･････････････････････････････5g（小さじ1）

作り方
❶レタスは小さくちぎり、きゅうりは縦半分に切ってから薄い斜め切りにする。
❷トマトはくし切り、ロースハムは食べやすい大きさに切る。
❸ボウルに塩・オリーブ油・酢を入れてよく混ぜ、❶を加えて和える。
❹器に❸を盛り、❷を飾る。

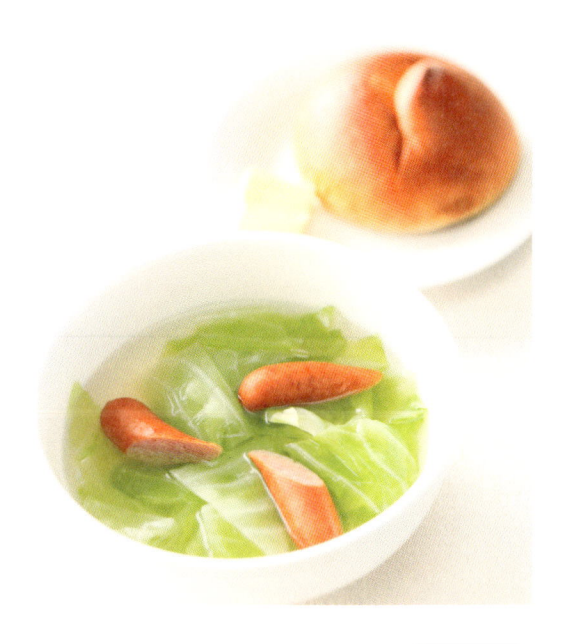

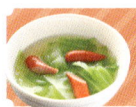

キャベツとウインナーのコンソメ煮
糖質 3.1g / 110kcal

材料（1人分）
キャベツ･･････････････････････････････････60g
ウインナー･･･････････････････････30g（1・1/2本）
コンソメ顆粒･･･････････････････････････････1g
塩･･･････････････････････････････････････少々
水･･･････････････････････････････････････200cc

作り方
❶キャベツはざく切りにし、ウインナーは斜め半分に切る。
❷鍋にコンソメ顆粒・水を入れて煮立て、❶を加えて煮る。
❸塩で味を調え、器に盛る。

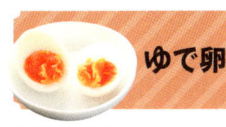

ゆで卵
糖質 0.2g / 77kcal

材料（1人分）
卵･･････････････････････････････････60g（1個）

作り方
❶鍋に卵・卵がかぶるくらいの水を入れて火にかけ、沸騰してから10分程度煮る。
❷❶を冷水に取り、殻をむく。
❸❷を半分に切り、器に盛る。

Dr.江部's MEMO
市販のドレッシングには、砂糖が使われています。ノンオイルを選ぶ必要はありません。必ず糖質量をチェックしましょう。酢とオリーブ油で自家製にすればより安心です。

5日目 昼 はもの照焼給食
湯引きはももお勧め料理

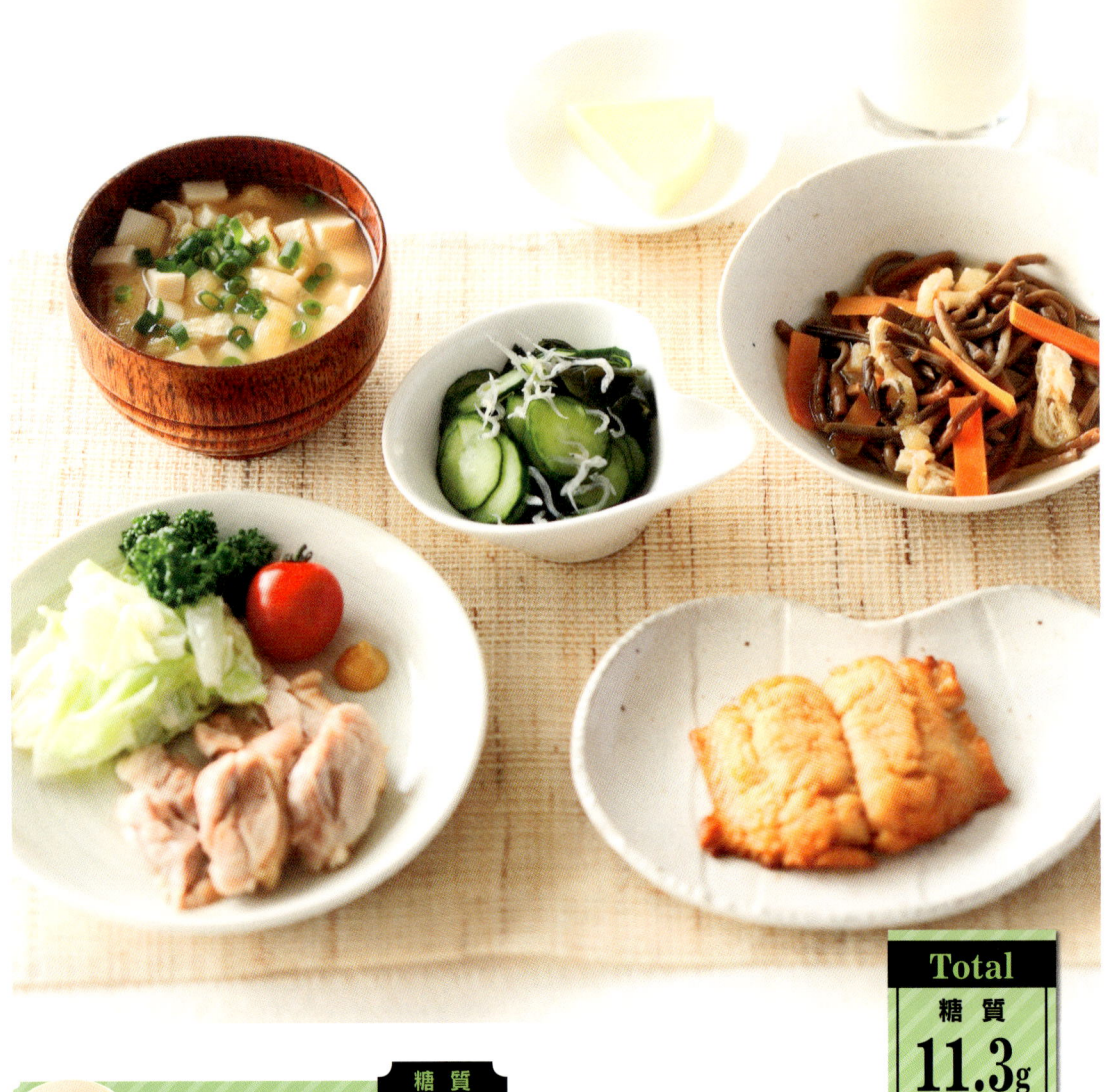

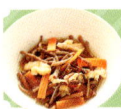

Dr. 江部's MEMO
味噌汁などの汁ものを1品いれると満足感が得られます。豚肉、豆腐、油揚げ、きのこや野菜を使って具たくさんの汁ものに。魚の椀だねの時は、糖質の少ない八丁みそがお奨めです。

▶食べものリスト
- ぜんまいの煮物
- 豆腐と油揚げの味噌汁
- はもの照焼
- チーズ
- 無調整豆乳
- キュウリとわかめの酢のもの
- 蒸し鶏の野菜サラダ添え

Total 糖質 11.3g / 641kcal

ぜんまいの煮物　糖質 1.5g　57kcal

材料（1人分）
- ぜんまい（水煮）……………………50g
- 油揚げ……………………10g（⅓枚）
- にんじん……………………10g
- しょうゆ（こいくち）……………4g（小さじ⅔）
- だし汁……………………150cc

作り方
❶ 油揚げは細切りにし、にんじんは短冊切りにする。
❷ 鍋にしょうゆ・だし汁を入れて煮立て、❶・ぜんまいを加えて煮る。
❸ 器に❷を盛る。

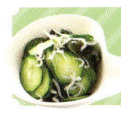

キュウリとわかめの酢のもの
糖質 1.3g / 15kcal

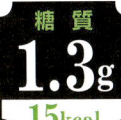

材料（1人分）
- きゅうり……………………………40g
- カットわかめ………………………少々
- ちりめんじゃこ……………………3g
- 酢……………………………5g（小さじ1）
- 塩……………………………………少々
- しょうゆ（うすくち）………2g（小さじ⅓）

作り方
❶ きゅうりは薄い輪切りにし、カットわかめは水戻しして水気をしぼる。
❷ ボウルに酢・塩・しょうゆを入れてよく混ぜ、❶・ちりめんじゃこを加えて和える。
❸ 器に❷を盛る。

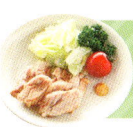

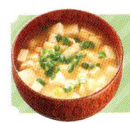

豆腐と油揚げの味噌汁
糖質 2.8g / 75kcal

材料（1人分）
- 油揚げ………………………7g（⅓枚）
- 絹豆腐………………………………50g
- 葉ねぎ※……………………………少々
- みそ…………………10g（小さじ1・⅔）
- だし汁………………………………160cc

※白い部分が少なく、緑の部分が多いねぎ

作り方
❶ 油揚げは細切り、絹豆腐はさいの目切りにする。
❷ 葉ねぎは小口切りにする。
❸ 鍋に❶・だし汁を入れて、絹豆腐が温まるまで煮る。
❹ ❸にみそを溶き入れ、器に盛り、❷を散らす。

蒸し鶏の野菜サラダ添え
糖質 2.8g / 238kcal

材料（1人分）
- 鶏もも肉……………………………60g
- 塩……………………………………少々
- 酒……………………………………少々
- 練り辛子……………………………少々

〈付け合わせ〉
- キャベツ……………………………50g
- マヨネーズ……………10g（小さじ2・½）
- パセリ………………………………少々
- ミニトマト…………………10g（1個）

作り方
❶ 耐熱容器に鶏もも肉をのせ、塩・酒をふる。
❷ 蒸気のあがった蒸し器に❶を入れて蒸す。
❸ キャベツはざく切りにし、熱湯でゆでて冷水に取り、水気をしぼる。
❹ ボウルに❸・マヨネーズを入れて和える。
❺ 食べやすい大きさに切った❷を器に盛り、❹・パセリ・ミニトマト・練り辛子を添える。

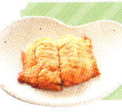

はもの照焼
糖質 0.3g / 91kcal

材料（1人分）
- はも…………………………………60g
- しょうゆ（こいくち）………3g（小さじ½）
- 油※…………………………………少々

※高オレイン酸タイプの油がおすすめ

作り方
❶ はもにしょうゆを塗る。
❷ フライパンを温めて油を敷き、❶を焼く。
❸ 器に❷を盛る。

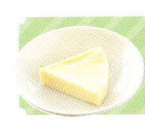

チーズ
糖質 0.2g / 61kcal

材料・作り方（1人分）
❶ 器に6Pチーズ（18g）を盛る。

無調整豆乳
糖質 2.4g / 104kcal

材料・作り方（1人分）
❶ グラスに無調整豆乳（200cc）を注ぐ。

5日目 夕 魚介豆腐蒸し・おろし添え 給食

蒸し料理は素材の味が生きます。自家製ポン酢で

▶食べものリスト
- ツナと大根のサラダ
- なめこと葉ねぎの味噌汁
- 魚介豆腐蒸し・おろし添え
- 牛肉と糸こんのきんぴら
- イカとチンゲイサイの炒めもの

Dr.江部's MEMO
缶詰類は、長期保存も出来、あと1品と思う時にとても助かります。ただ、味付けしたものはダメです。ノンオイルでなくオイル漬けや水煮缶、大豆缶、ひじきの缶詰などは買い置くと良いでしょう。

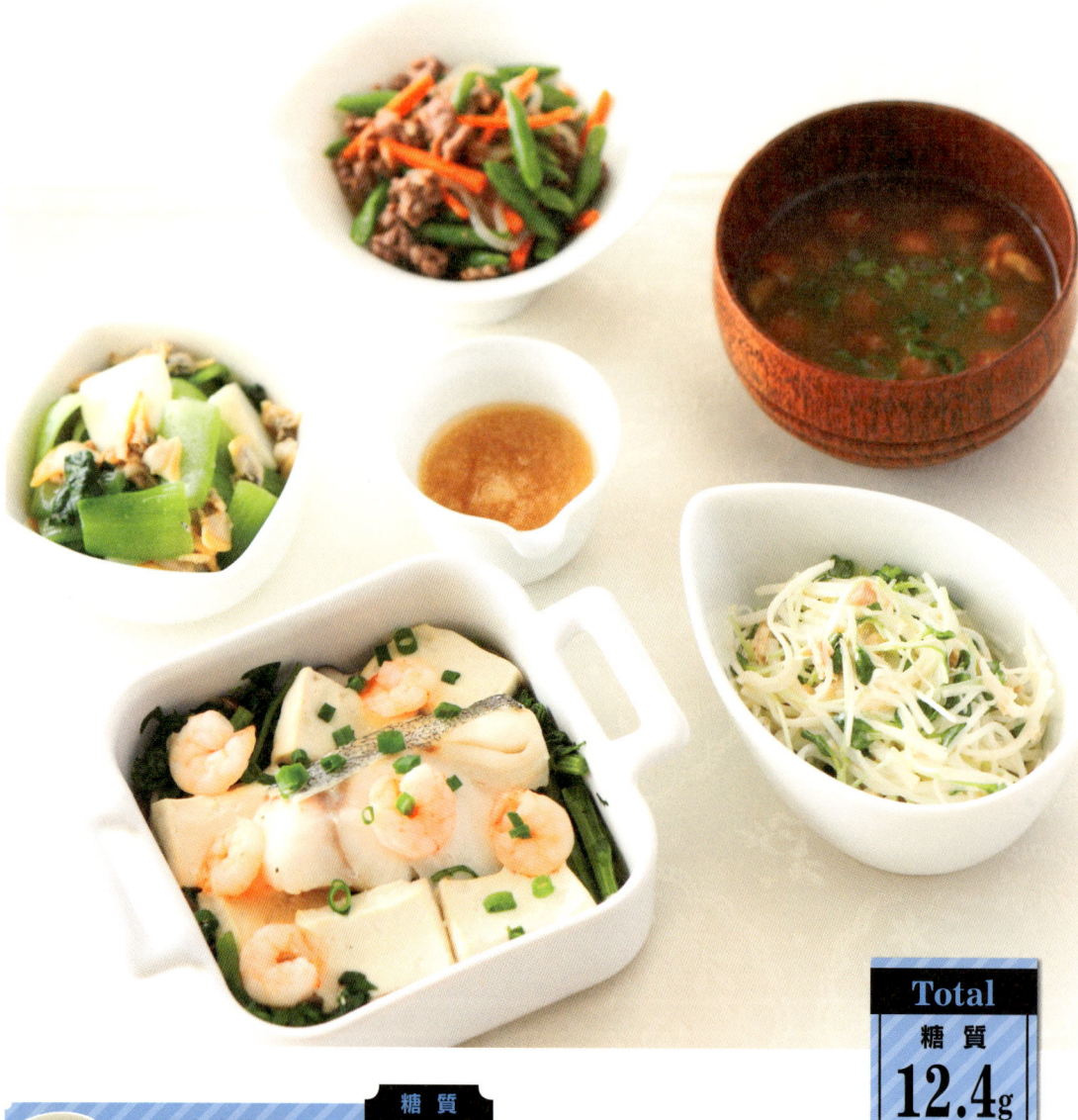

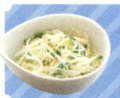

Total
糖質 12.4g
505kcal

ツナと大根のサラダ
糖質 1.8g / 120kcal

材料（1人分）
- 大根・・・・・・50g
- 貝割れ大根・・・・・・10g
- ツナ（缶詰）・・・・・・15g
- マヨネーズ・・・・・・10g（小さじ2・1/2）

作り方
1. 大根はせん切りにする。
2. 貝割れ大根は根元を切り落として2cm長さに切る。
3. ボウルに❶・ツナ・マヨネーズを入れて和える。
4. 器に❸を盛り、❷を散らす。

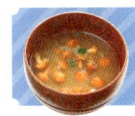

高雄病院「糖質制限給食」14日間完全プログラム　5日目

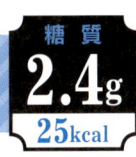

なめこと葉ねぎの味噌汁
糖質 2.4g　25kcal

材料（1人分）
- なめこ……………………………………30g
- 葉ねぎ※…………………………………少々
- みそ………………………………10g（小さじ1・2/3）
- だし汁……………………………………160cc

※白い部分が少なく、緑の部分が多いねぎ

作り方
1. 葉ねぎは小口切りにする。
2. 鍋になめこ・だし汁を入れて煮る。
3. ②にみそを溶き入れ、器に盛り、①を散らす。

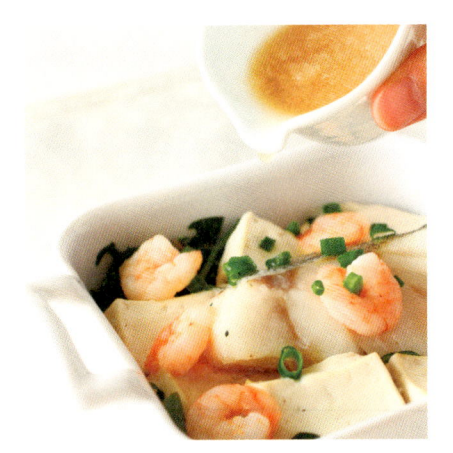

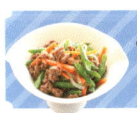

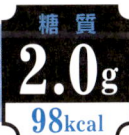

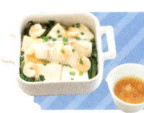

牛肉と糸こんのきんぴら
糖質 2.0g　98kcal

材料（1人分）
- 牛肩肉（赤身・薄切り）………………………40g
- 糸こんにゃく……………………………20g
- にんじん…………………………………10g
- いんげん…………………………………30g
- しょうゆ（こいくち）……………4g（小さじ2/3）
- 油※………………………………………少々

※高オレイン酸タイプの油がおすすめ

作り方
1. 牛肩肉は細切り、糸こんにゃくは食べやすい長さに切り、にんじんは細切りにする。
2. いんげんは斜めに切り、さっとゆでる。
3. フライパンを温めて油を敷き、①を炒め、しょうゆで味を調える。
4. ②を加えてさっと混ぜ、器に盛る。

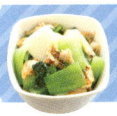

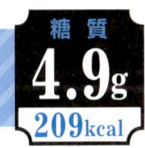

魚介の豆腐蒸し・おろし添え
糖質 4.9g　209kcal

材料（1人分）
- タラ………………………………………60g
- むきエビ…………………………………40g
- 木綿豆腐…………………………………150g
- 生しいたけ………………………………10g
- 春菊………………………………………60g
- しめじ……………………………20g（1/5パック）
- 葉ねぎ※…………………………………少々
- 酒…………………………………………少々

※白い部分が少なく、緑の部分が多いねぎ

〈ポン酢〉
- 大根………………………………………40g
- しょうゆ（うすくち）……………5g（小さじ1弱）
- 酢…………………………………10g（小さじ2）

作り方
1. 木綿豆腐は6等分に切り、生しいたけはスライスする。
2. 春菊は5cm長さに切り、しめじは根元を切り落としてほぐし、それぞれ熱湯でさっとゆで水気を切る。
3. 葉ねぎは小口切りにする。
4. 耐熱容器に①・②・タラ・むきエビを盛り、酒をふり、ラップをして600Wの電子レンジで3分加熱する。
5. 大根はすりおろし、しょうゆ・酢を加えてポン酢を作り、器に盛る。
6. タラ・むきエビに火が通ったのを確認し、⑤を添える。

イカとチンゲンサイの炒めもの
糖質 1.3g　53kcal

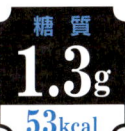

材料（1人分）
- イカ………………………………………20g
- チンゲン菜………………………………80g
- アサリ（むき身）………………………20g
- ごま油……………………………………少々
- しょうゆ（こいくち）……………3g（小さじ1/2）

作り方
1. イカは食べやすい大きさに切る。
2. チンゲン菜は3cm長さに切る。
3. フライパンを温めてごま油を敷き、②を炒め、①・アサリを加えて炒め、しょうゆで味を調える。
4. 器に③を盛る。

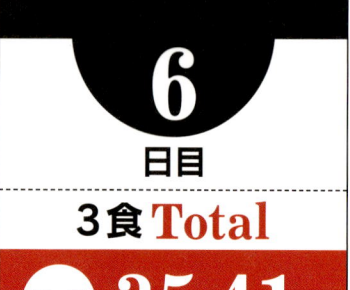

6日目

3食 Total
糖質 **35.41g**
1588kcal

朝	ほうれん草とツナのソテー給食
昼	きすのフライ・ミニトマト添え給食
夕	鮭のとろーりチーズのせ給食

入院生活の流れ・エピソード・アドバイス

スーパー糖質制限食では、1回の食事の糖質量が、20g以下を推奨しています。これなら食後血糖値が、180mg／dlを超えないので酸化ストレスとならないからです。高雄病院給食では、1回の食事の糖質量が8～15gくらいです。1日3食の糖質摂取量は、34～38gくらいのことが多いです。

6日目 朝 缶詰食品は、ストックしておくととても便利

ほうれん草とツナのソテー給食

Total 糖質 10.61g　381kcal

▶食べものリスト
- キュウリとじゃこの和え物
- ほうれん草とツナのソテー
- おいしい糖質制限パン
- トマトジュース
- 卵ときのこの中華スープ

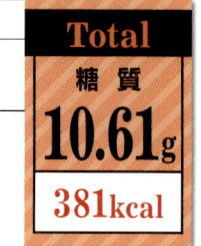

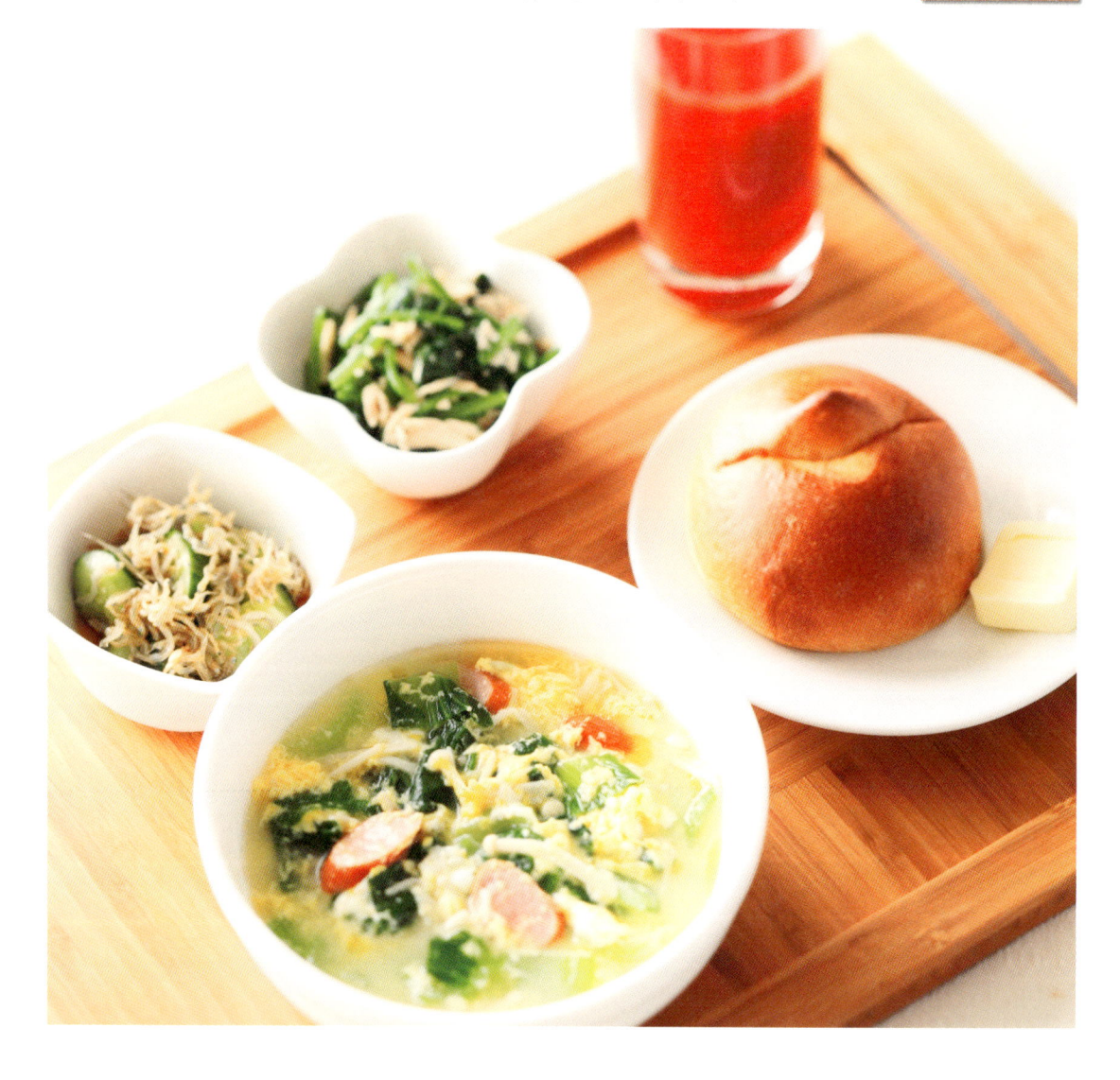

42

高雄病院「糖質制限給食」14日間完全プログラム 6日目

おいしい糖質制限パン
糖質 2.51g / 151kcal

材料・作り方（1人分）
① 器においしい糖質制限パン（45g）を盛り、バター（70g）を添える。

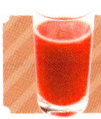

トマトジュース
糖質 5.3g / 27kcal

材料・作り方（1人分）
① グラスに無塩トマトジュース（160cc）を注ぐ。

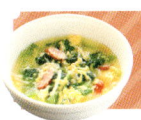

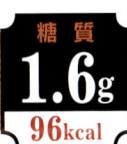

卵ときのこの中華スープ
糖質 1.6g / 96kcal

材料（1人分）
- 卵……………………………………… 30g（½個）
- えのき茸……………………………… 20g（⅕袋）
- チンゲン菜…………………………… 50g
- ウインナー…………………………… 10g（½本）
- 中華だし顆粒………………………… 2g
- しょうゆ（うすくち）……………… 3g（小さじ½）
- ごま油………………………………… 少々
- 水………………………………………160cc

作り方
① えのき茸は根元を切り落として半分の長さに切り、チンゲン菜は1cm幅に切り、ウインナーは斜め切りにする。
② 鍋に①・水・中華だし顆粒・しょうゆを入れて煮る。
③ ②を煮立て、溶き卵を回し入れて火を止める。
④ 器に③を盛り、ごま油をかける。

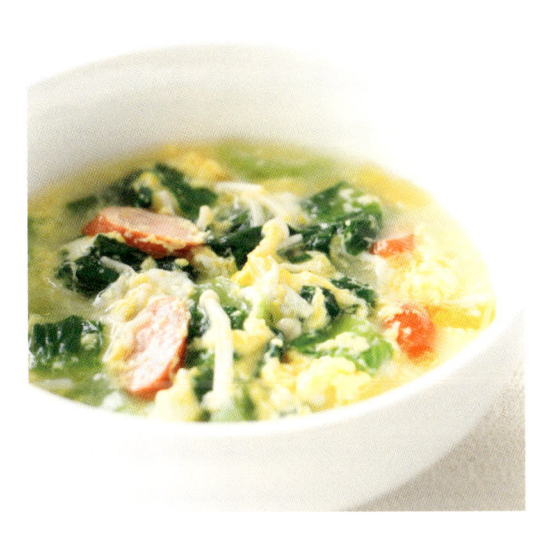

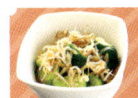

キュウリとじゃこの和え物
糖質 1.0g / 25kcal

材料（1人分）
- きゅうり……………………………… 40g
- ちりめんじゃこ……………………… 5g
- ごま油………………………………… 少々
- しょうゆ（こいくち）……………… 2g（小さじ⅓）

作り方
① きゅうりは乱切りにする。
② ボウルに①・ちりめんじゃこ・ごま油・しょうゆを入れて和える。
③ 器に②を盛る。

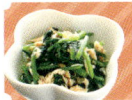

ほうれん草とツナのソテー
糖質 0.2g / 82kcal

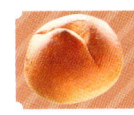

材料（1人分）
- ほうれん草…………………………… 70g
- ツナ（缶詰）………………………… 25g
- 油※……………………………………… 少々
- 塩………………………………………… 少々

※高オレイン酸タイプの油がおすすめ

作り方
① ほうれん草は3cm長さに切る。
② フライパンに油を敷き、①・ツナを炒め、塩で味を調える。
③ 器に②を盛る。

Dr.江部's MEMO
鶏ガラでスープを取り、ストックしておくと何かと便利ですが、少量使用なら中華だしを使います。きのこや野菜に卵を入れたスープをプラスすれば満足感のある朝食になります。

6日目 昼 きすのフライ・ミニトマト添え 給食

タルタルソースをプラスしてもOK

▶食べものリスト
- コールスローサラダ
- 大豆とわかめの磯辺煮
- きすのフライ・ミニトマト添え
- 牛肉豆腐
- チーズ
- 無調整豆乳

Total 糖質 13.2g / 663kcal

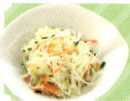

Dr. 江部's MEMO
揚げ物に使用しているおからパウダーは、安価で手に入りやすい食品です。乾燥なので日持ちもしますし、水を加えれば普通のおからとして使用できます。スポンジケーキの粉代わりにも使えます。

コールスローサラダ
糖質 2.5g / 54kcal

材料（1人分）
- キャベツ……………………50g
- きゅうり……………………20g
- にんじん……………………5g
- 酢……………………5g（小さじ1）
- オリーブ油……………………4g（小さじ1）
- 塩……………………少々

作り方
1. キャベツ・きゅうり・にんじんはせん切りにする。
2. ボウルに酢・オリーブ油・塩を入れて混ぜ、❶を加えて和え、しばらく冷蔵庫に入れる。
3. 器に❷を盛る。

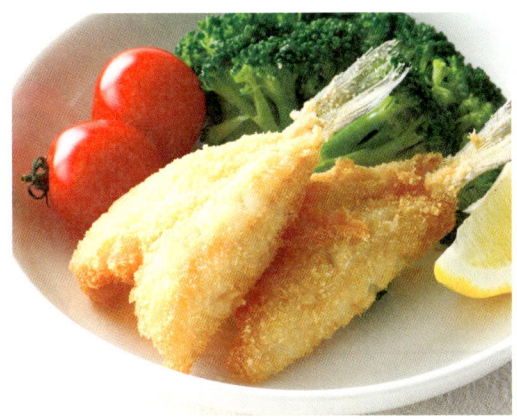

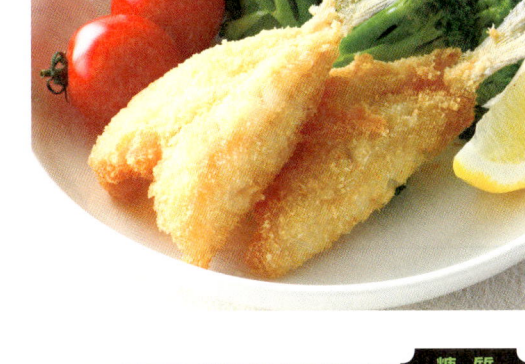

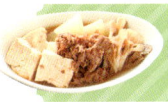

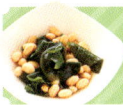

高雄病院「糖質制限給食」14日間完全プログラム　6日目

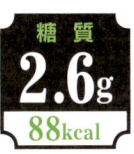

大豆とわかめの磯辺煮
糖質 2.6g / 88kcal

材料（1人分）
- 大豆（乾燥）……20g
- カットわかめ……2g
- しょうゆ（こいくち）……3g（小さじ½）
- だし汁……150cc

作り方
1. 大豆は水に浸けて戻し、鍋にたっぷりの水（分量外）と共に入れてやわらかくなるまで煮る。
2. カットわかめは水戻しし、水気を切る。
3. 鍋に❶・❷・しょうゆ・だし汁を入れて煮る。
4. 器に❸を盛る。

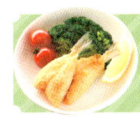

牛肉豆腐
糖質 2.7g / 165kcal

材料（1人分）
- 牛肩肉（赤身・薄切り）……40g
- 木綿豆腐……100g
- まいたけ……30g（⅓パック）
- 大根……40g
- しょうゆ（こいくち）……4g（小さじ⅔）
- だし汁……200cc

作り方
1. 牛肩肉はひと口大に切り、大根はいちょう切りにする。
2. 木綿豆腐は重石をしてしっかり水切りし4等分に切る。
3. まいたけはほぐす。
4. 鍋にしょうゆ・だし汁を入れて煮立て、❶を加えてアクをとりながら煮る。
5. 大根がやわらかくなったら❷・❸を加えて煮る。
6. 器に❺を盛る。

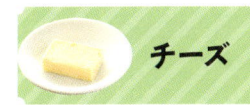

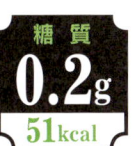

きすのフライ・ミニトマト添え
糖質 2.8g / 201kcal

材料（1人分）
- キス（生・開き）……60g
- 塩……少々
- おからパウダー……適量
- 卵……適量
- 揚げ油※……適量

※高オレイン酸タイプの油がおすすめ

〈付け合わせ〉
- ブロッコリー……50g
- レモン（くし切り）……10g（1切れ）
- ミニトマト……20g（2個）
- しょうゆ（こいくち）……2g（小さじ⅓）

作り方
1. キスに塩をふり、おからパウダー・溶き卵・おからパウダーの順で衣をつける。
2. 揚げ油を温めて❶を揚げる。
3. ブロッコリーは小房に分けて熱湯でゆで、冷水に取り、水気を切る。
4. ❸・しょうゆを和える。
5. 器に❷を盛り、❹・レモン・ミニトマトを添える。

チーズ
糖質 0.2g / 51kcal

材料・作り方（1人分）
1. 器にベビーチーズ（15g）を盛る。

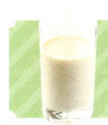

無調整豆乳
糖質 2.4g / 104kcal

材料・作り方（1人分）
1. グラスに無調整豆乳（200cc）を注ぐ。

6日目 夕 鮭のとろーりチーズのせ給食

鮭とチーズは低糖質な上に合性も抜群

▶食べものリスト
- いんげんのマヨタラ和え
- 白菜としいたけの味噌汁
- 肉野菜入り炒り卵
- 鮭のとろーりチーズのせ
- アスパラとにんじんのねり胡麻和え

Dr. 江部's MEMO
玉ねぎは、100g当たりの糖質量7.2g、人参は、6.4g含んでいます。野菜の中では、糖質を多く持っている部類になりますので、彩り程度に使用するなど、分量には少し注意して使いましょう。

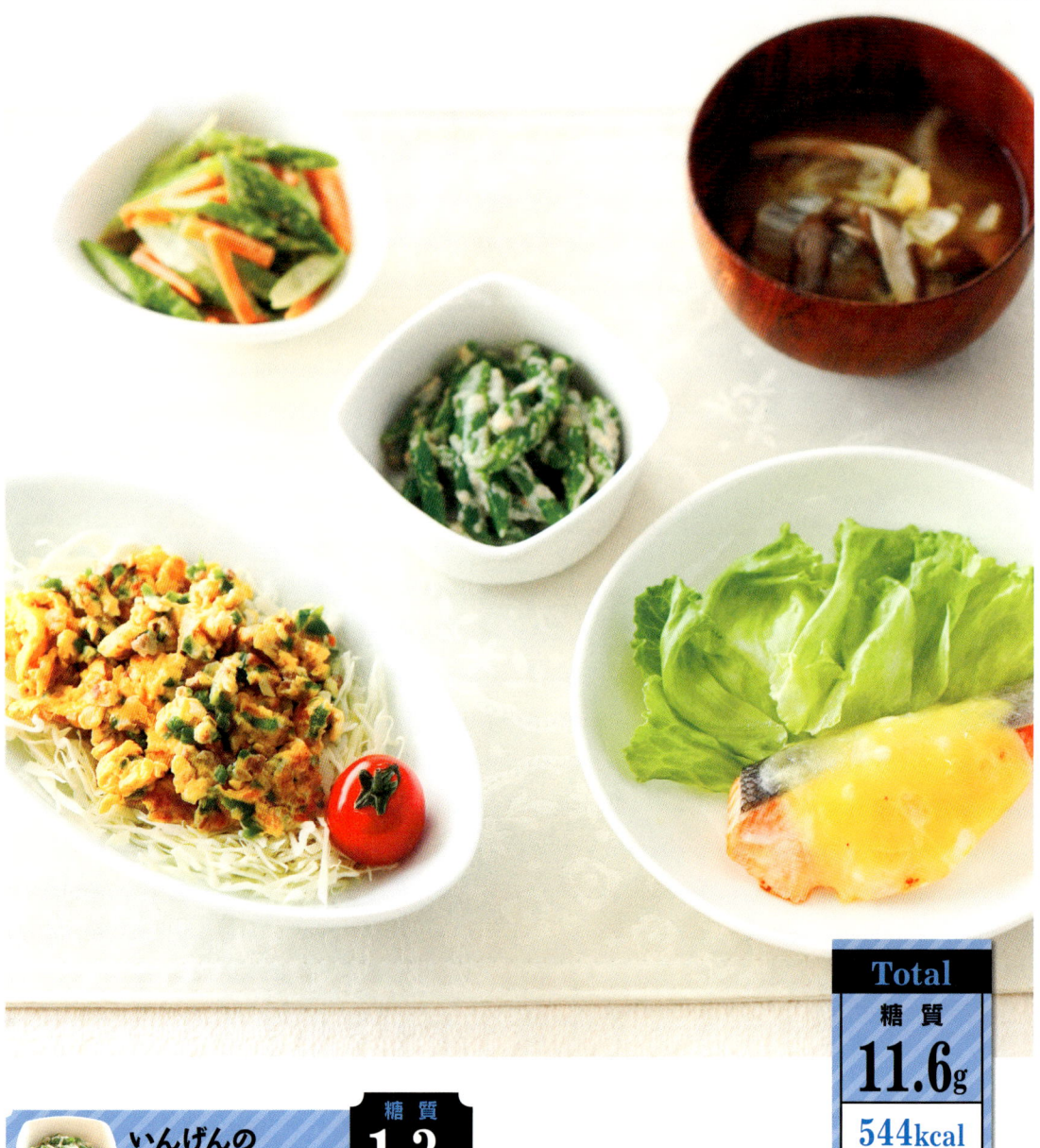

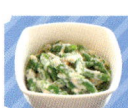

Total
糖質 **11.6g**
544kcal

いんげんのマヨタラ和え
糖質 **1.3g** / 91kcal

材料（1人分）
いんげん	30g
たらこ	10g
マヨネーズ	10g（小さじ2・½）

作り方
❶ いんげんは3cm長さの斜め切りにし、熱湯でゆでて冷水に取り、水気を切る。
❷ ボウルにたらこ・マヨネーズを入れてよく混ぜ、❶を加えて和える。
❸ 器に❷を盛る。

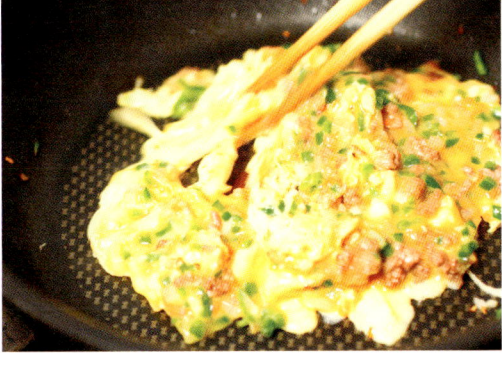

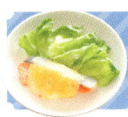

高雄病院「糖質制限給食」14日間完全プログラム　6日目

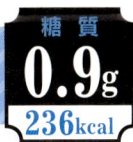

鮭のとろーりチーズのせ
糖質 0.9g　236kcal

材料（1人分）
- 銀鮭（生）‥‥‥‥‥‥‥‥‥‥‥‥‥‥70g（1切れ）
- 塩‥‥‥‥‥‥‥‥‥‥‥‥‥‥‥‥‥‥‥少々
- こしょう‥‥‥‥‥‥‥‥‥‥‥‥‥‥‥少々
- 油※‥‥‥‥‥‥‥‥‥‥‥‥‥‥‥‥‥少々
- とろけるチーズ‥‥‥‥‥‥‥‥‥‥‥25g
- レタス‥‥‥‥‥‥‥‥‥‥‥‥‥‥‥‥20g

※高オレイン酸タイプの油がおすすめ

作り方
1. 銀鮭に塩・こしょうをふる。
2. フライパンに油を敷き、❶をのせ、❶の上にとろけるチーズをかけ、蓋をして焼く。
3. レタスはひと口大にちぎる。
4. 器に❷を盛り、❸を添える。

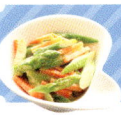

アスパラとにんじんのねり胡麻和え
糖質 1.9g　33kcal

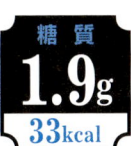

材料（1人分）
- アスパラガス‥‥‥‥‥‥‥‥‥‥‥‥50g
- にんじん‥‥‥‥‥‥‥‥‥‥‥‥‥‥‥10g
- 練りごま（白）‥‥‥‥‥‥‥‥‥‥‥‥3g
- しょうゆ（こいくち）‥‥‥‥‥‥‥‥3g（小さじ½）

作り方
1. アスパラガスは3cm長さの斜め切りにし、にんじんは3cm長さの細切りにする。
2. ❶を熱湯でゆでて冷水に取り、水気を切る。
3. ボウルに練りごま・しょうゆを入れてよく混ぜ、❷を加えて和える。
4. 器に❸を盛る。

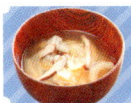

白菜としいたけの味噌汁
糖質 2.5g　26kcal

材料（1人分）
- 白菜‥‥‥‥‥‥‥‥‥‥‥‥‥‥‥‥‥30g
- 生しいたけ‥‥‥‥‥‥‥‥‥‥‥‥‥20g
- みそ‥‥‥‥‥‥‥‥‥‥‥‥‥‥‥‥‥10g（小さじ1・⅔）
- だし汁‥‥‥‥‥‥‥‥‥‥‥‥‥‥‥160cc

作り方
1. 白菜は1cm幅に切り、生しいたけはスライスする。
2. 鍋に❶・だし汁を入れて煮る。
3. ❷にみそを溶き入れ、器に盛る。

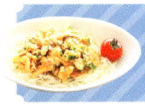

肉野菜入り炒り卵
糖質 5.0g　158kcal

材料（1人分）
- 卵‥‥‥‥‥‥‥‥‥‥‥‥‥‥‥‥‥‥60g（1個）
- 合びき肉‥‥‥‥‥‥‥‥‥‥‥‥‥‥15g
- たまねぎ‥‥‥‥‥‥‥‥‥‥‥‥‥‥20g（⅒個）
- にんじん‥‥‥‥‥‥‥‥‥‥‥‥‥‥‥5g
- ピーマン‥‥‥‥‥‥‥‥‥‥‥‥‥‥20g
- 牛乳‥‥‥‥‥‥‥‥‥‥‥‥‥‥‥‥‥5g（小さじ1）
- バター‥‥‥‥‥‥‥‥‥‥‥‥‥‥‥‥少々
- しょうゆ（うすくち）‥‥‥‥‥‥‥3g（小さじ½）
- 油※‥‥‥‥‥‥‥‥‥‥‥‥‥‥‥‥‥少々

※高オレイン酸タイプの油がおすすめ

〈付け合わせ〉
- キャベツ‥‥‥‥‥‥‥‥‥‥‥‥‥‥50g
- ミニトマト‥‥‥‥‥‥‥‥‥‥‥‥‥10g（1個）

作り方
1. たまねぎ・にんじん・ピーマンはみじん切りにする。
2. ボウルに卵を割り入れ、牛乳・バター・しょうゆを加えてよく混ぜる。
3. フライパンを温めて油を敷き、❶・合びき肉を炒めカラっとなるまで炒める。
4. ❷を流し入れ、全体をよく混ぜながら火を通し、炒り卵を作る。
5. キャベツは、せん切りにする。
6. 器に❹を盛り、❺とミニトマトを添える。

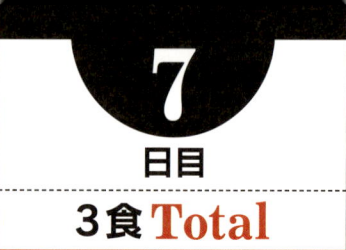

7日目

3食 Total
糖質 **35.61g**
1597kcal

朝	ブロッコリーのじゃこ炒め給食
昼	中華五目炒め給食
夕	豆腐ステーキきのこソース給食

入院生活の流れ・エピソード・アドバイス

食事の回数についての質問もよくあります。その人のライフスタイルに合わせて、1回でも2回でも3回でもいいとしています。私自身は34才で断食をしたときから、1日2食です。1日1食も半年くらい試しましたが、ひもじいというより食べる喜びの回数が減るのがもったいないと思いました。

7日目 朝 じゃこはカリカリに焼いてトッピングにも使えます

ブロッコリーのじゃこ炒め給食

Total 糖質 **10.61g** 403kcal

▶食べものリスト
■ ブロッコリーのじゃこ炒め　■ 炒り卵　■ おいしい糖質制限パン
■ トマトジュース　■ 豆乳スープ

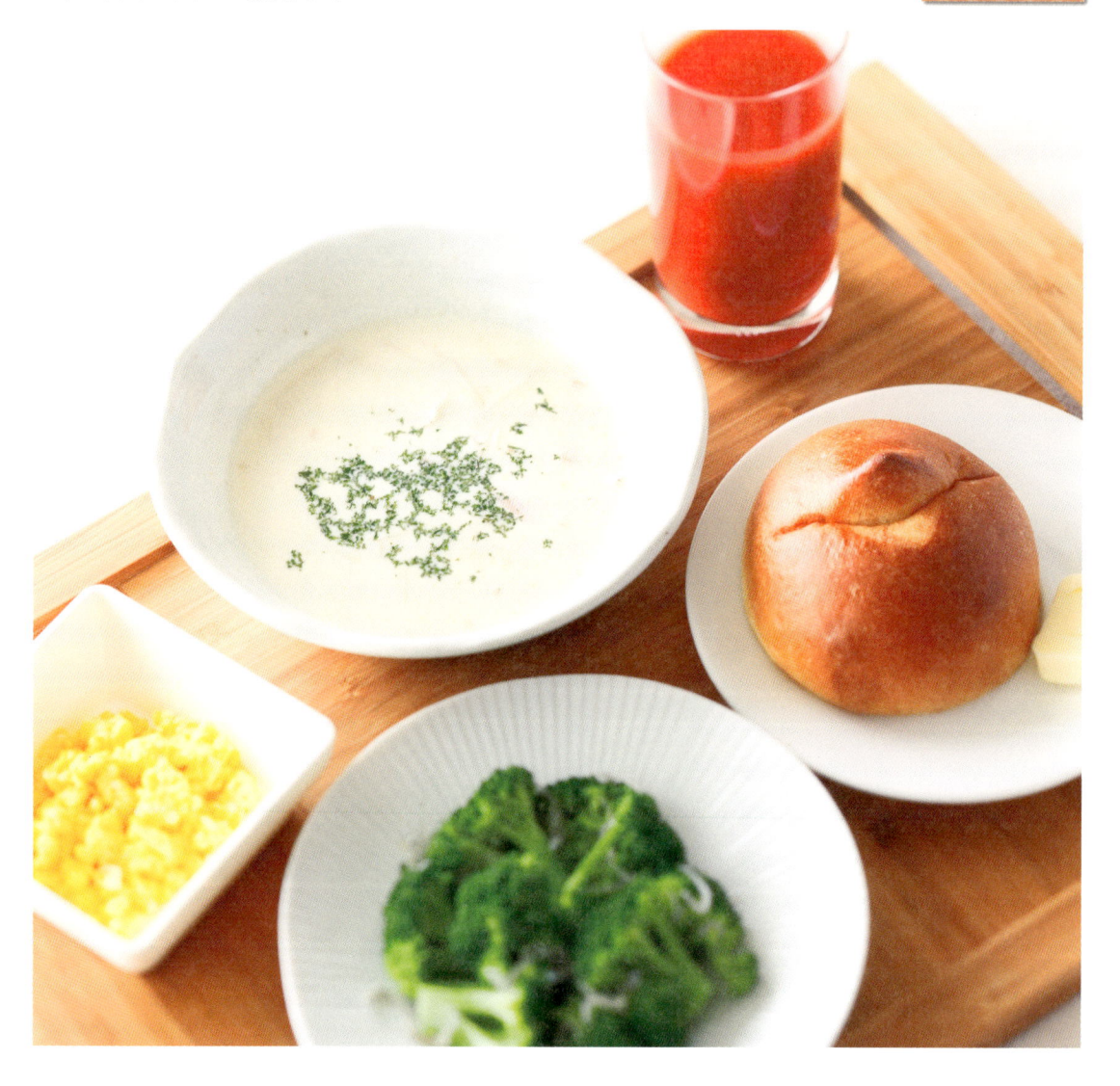

48

高雄病院「糖質制限給食」14日間完全プログラム　7日目

おいしい糖質制限パン

糖質 **2.51g** / 151kcal

材料（1人分）
- おいしい糖質制限パン……………………45g
- バター……………………………………………7g

作り方
① 器においしい糖質制限パンを盛り、バターを添える。

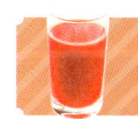

トマトジュース

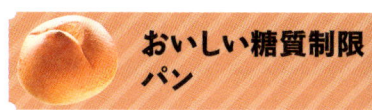

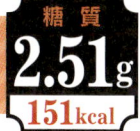

糖質 **5.3g** / 27kcal

材料・作り方（1人分）
① グラスに無塩トマトジュース（160cc）を注ぐ。

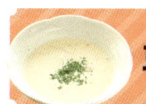

豆乳スープ

糖質 **1.9g** / 106kcal

材料（1人分）
- えのき茸……………………………20g（1/5袋）
- ベーコン………………………………5g（1/4枚）
- バター………………………………………4g
- 無調整豆乳…………………………………100cc
- パセリ（乾燥）……………………………少々
- 塩………………………………………………少々
- だし汁………………………………………60cc

作り方
① えのき茸は根元を切り落とし、半分の長さに切る。
② ベーコンは細切りにする。
③ 鍋にバターを敷き、②を炒め、①・無調整豆乳・だし汁を加えて煮る。
④ 塩で味を調え、器に盛り、パセリをふる。

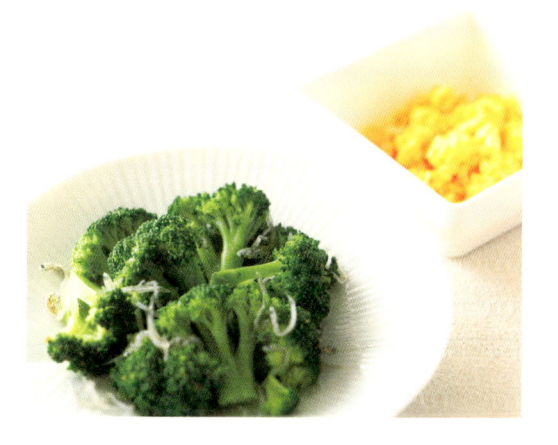

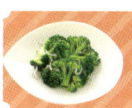

ブロッコリーのじゃこ炒め

糖質 **0.7g** / 37kcal

材料（1人分）
- ブロッコリー……………………………60g
- ちりめんじゃこ……………………………3g
- 油※…………………………………………少々
- しょうゆ（こいくち）……………2g（小さじ1/3）
- ごま油………………………………………少々

※高オレイン酸タイプの油がおすすめ

作り方
① ブロッコリーは小房に分け、熱湯でゆでてざるにあげる。
② フライパンを温めて油を敷き、①・ちりめんじゃこを炒める。
③ しょうゆで味を調え、ごま油をまわしかけて香りをつける。
④ 器に③を盛る。

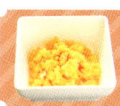

炒り卵

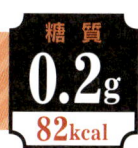

糖質 **0.2g** / 82kcal

材料（1人分）
- 卵………………………………………60g（1個）
- 塩………………………………………………少々
- 油※…………………………………………少々

※高オレイン酸タイプの油がおすすめ

作り方
① ボウルに卵を割り入れ、塩を加えてよく混ぜる。
② フライパンを温めて油を敷き、①を流し入れてかき混ぜ、炒り卵を作る。
③ 器に②を盛る。

Dr. 江部's MEMO

調整豆乳には、飲みやすくするために水あめを使用しているものがあります。メーカーによっても糖質量は異なりますので、無調整豆乳であっても糖質量の確認をしましょう。

7日目 昼 中華五目炒め給食

好みで厚揚げを豚肉に変えても

▶食べものリスト
- チーズ
- 無調整豆乳
- 豚肉のトマト味マリネ
- 金平ひじき
- 中華五目炒め
- おからのポテトサラダ風

Total 糖質 14.3g / 663kcal

Dr. 江部's MEMO
おからは、糖質量も少ないので主食やポテトサラダの代用もできます。パサつき感をなくすために豆乳やマヨネーズで調整するとしっとりした、通常のポテトサラダと変わらない仕上がりになります。

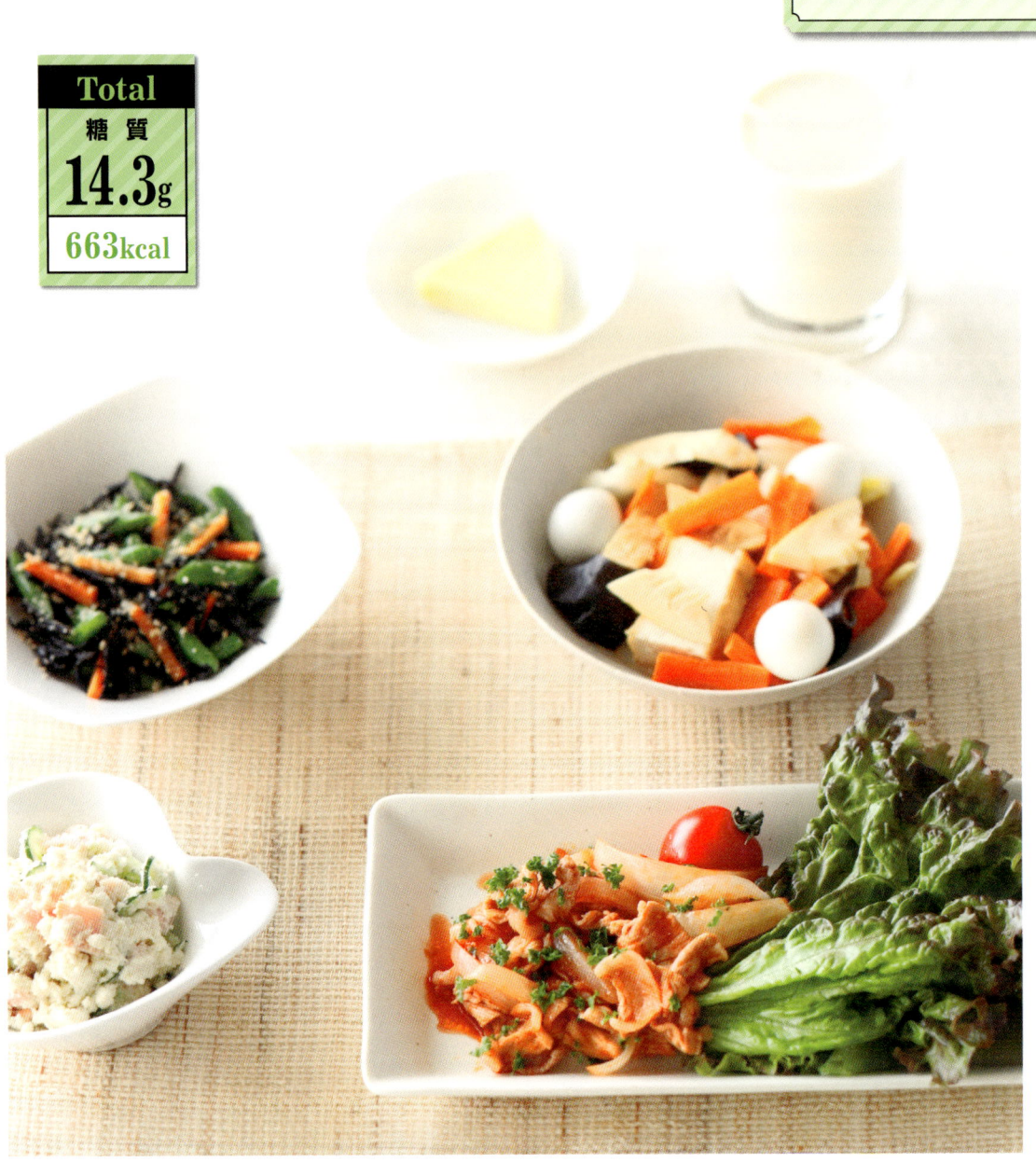

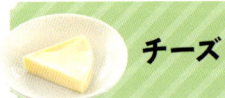

チーズ 糖質 0.2g / 61kcal

材料・作り方（1人分）
❶器に6Pチーズ（18g）を盛る。

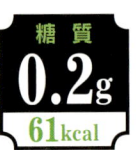

無調整豆乳 糖質 2.4g / 104kcal

材料・作り方（1人分）
❶グラスに無調整豆乳（200cc）を注ぐ。

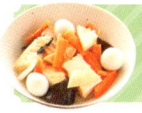

中華五目炒め

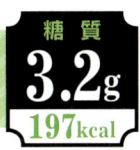

糖質 3.2g / 197kcal

材料（1人分）
- 厚揚げ……75g
- たけのこ（水煮）……40g
- 白菜……30g
- にんじん……20g
- きくらげ（乾燥）……1g
- うずらの卵（ゆで）……30g（3個）
- 油※……少々
- 中華だし顆粒……1g
- しょうゆ（うすくち）……4g（小さじ2/3）
- 水……50cc

※高オレイン酸タイプの油がおすすめ

作り方
1. 厚揚げは1cm厚さに切り、たけのこはスライスし、白菜は3cm幅に切り、にんじんは短冊切りにする。
2. きくらげは水戻しし、食べやすい大きさに切る。
3. フライパンを温めて油を敷き、❶・❷を炒めて水を加え、中華だし顆粒・しょうゆで味を調え、最後にうずらの卵を加える。
4. 器に❸を盛る。

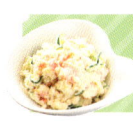

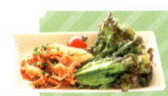

豚肉のトマト味マリネ

糖質 3.7g / 103kcal

材料（1人分）
- 豚もも肉（薄切り）……50g
- たまねぎ……30g（1/5個）
- パセリ……少々
- オリーブ油……2g（小さじ1/2）
- しょうゆ（うすくち）……5g（小さじ1弱）
- トマトピューレ……5g（小さじ1）

〈付け合わせ〉
- サニーレタス……20g
- ミニトマト……10g（1個）

作り方
1. 豚もも肉はひと口大に切り、たまねぎはくし切りにする。
2. パセリはみじん切りにする。
3. フライパンを温めてオリーブ油を敷き、❶を炒め、しょうゆ・トマトピューレを絡める。
4. ボウルに❷・❸を入れて和え、冷蔵庫で冷やす。
5. 器に❹を盛り、サニーレタス・ミニトマトを添える。

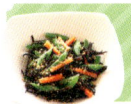

おからのポテトサラダ風

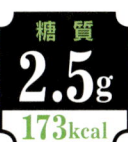

糖質 2.5g / 173kcal

材料（1人分）
- おから……30g
- きゅうり……20g（1/5本）
- たまねぎ……5g
- ロースハム……10g（1/2枚）
- マヨネーズ……15g
- 無調整豆乳……20g
- 塩……少々
- こしょう……少々

作り方
1. きゅうりは薄い輪切り、ロースハムは1cm角に切る。
2. たまねぎはスライスして水にさらし、水気を切る。
3. ボウルにおから・❶・❷・マヨネーズ・無調整豆乳・塩・こしょうを加えてよく混ぜる。
4. 器に❸を盛る。

金平ひじき

糖質 2.3g / 25kcal

材料（1人分）
- ひじき（乾燥）……3g
- にんじん……10g
- いんげん……30g
- 炒りごま（白）……1g（小さじ1/3）
- 油※……少々
- しょうゆ（こいくち）……4g（小さじ2/3）

※高オレイン酸タイプの油がおすすめ

作り方
1. ひじきは水戻しし、ざるにあげて水気を切る。
2. にんじんは細切りにする。
3. いんげんは2cm長さの斜め切りにし、熱湯でゆでてざるにあげて水気を切る。
4. フライパンを温めて油を敷き、❶・❷を炒め、にんじんが火が通ったら、❸・しょうゆを加えて炒め合わせ、最後に炒りごまを加える。
5. 器に❹を盛る。

7日目 夕 豆腐ステーキきのこソース給食
食物繊維たっぷりのきのこを使って

▶食べものリスト
- サバの香り蒸し
- キャベツとにんじんの味噌汁
- 豆腐ステーキきのこソース
- ふきと油揚げの煮物
- レタスとハムのサラダ

Dr. 江部's MEMO
サバは、EPAを多く含み、食事にはすすんで取り入れてほしい魚です。新鮮な物を選び、臭味を消すためには生姜などを用いると食べやすくなります。レンジを使って加熱すれば手軽に蒸し物もできます。

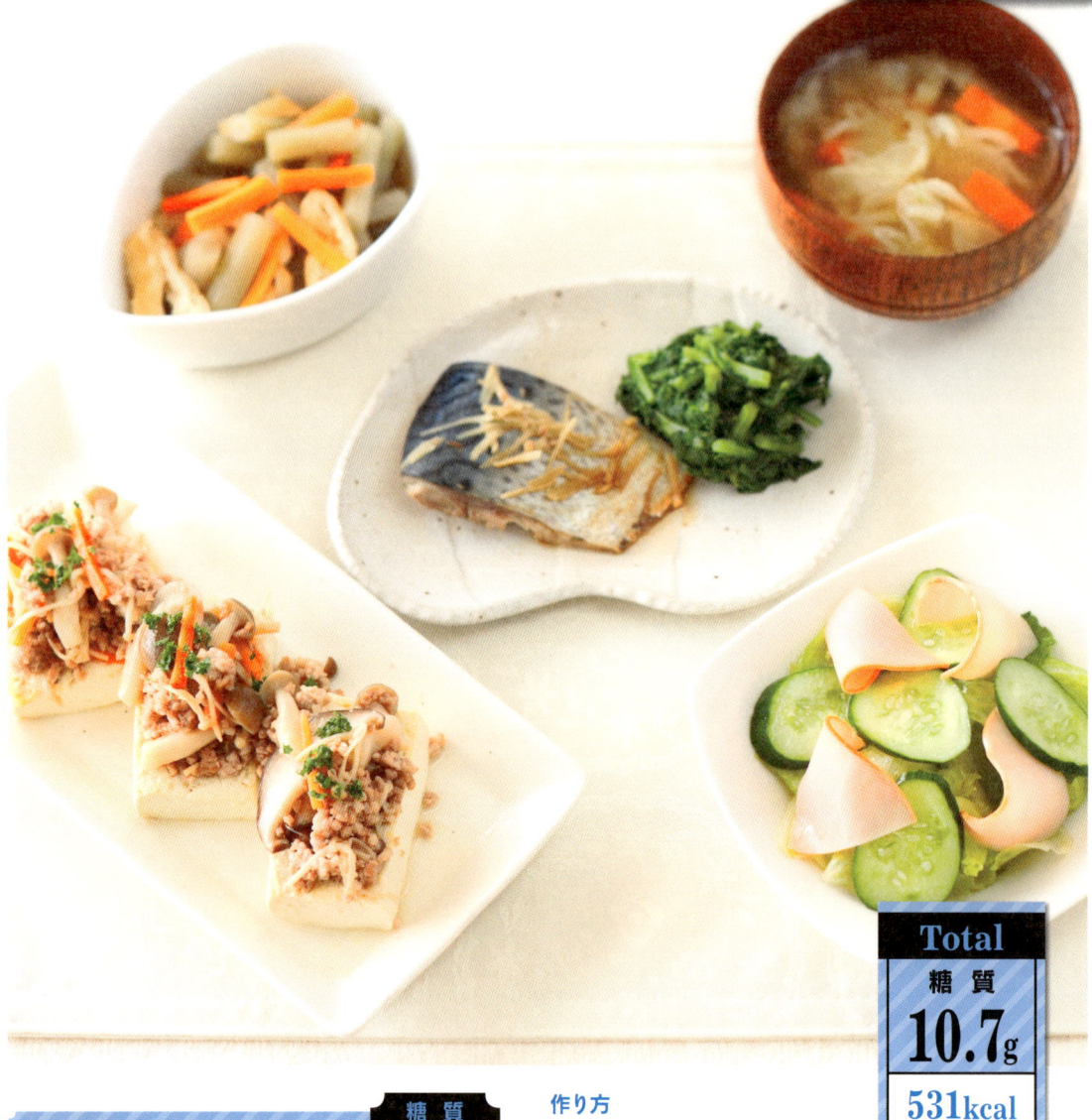

Total 糖質 10.7g　531kcal

サバの香り蒸し
糖質 1.0g　136kcal

材料（1人分）
- サバ‥‥‥‥‥‥‥‥‥‥‥‥ 60g（1切れ）
- しょうが‥‥‥‥‥‥‥‥‥‥‥‥‥ 少々
- 春菊‥‥‥‥‥‥‥‥‥‥‥‥‥‥‥ 50g
- 酒‥‥‥‥‥‥‥‥‥‥‥‥‥‥‥‥ 少々
- しょうゆ（うすくち）‥‥‥‥‥ 4g（小さじ⅔）

作り方
❶しょうがはせん切りにする。
❷春菊は熱湯でゆでて冷水に取り、水気をしぼって3cm長さに切る。
❸耐熱容器にサバをのせ、❶を散らし、酒・しょうゆをかける。
❹❸にラップをして600Wの電子レンジで1分30秒加熱する。
❺サバに火が通ったのを確認し、器に盛り、❷を添える。

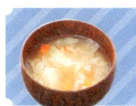

高雄病院「糖質制限給食」14日間完全プログラム　7日目

キャベツとにんじんの味噌汁
糖質 3.2g　29kcal

材料（1人分）
- キャベツ……………………………30g
- にんじん……………………………10g
- みそ……………………………10g（小さじ1・2/3）
- だし汁……………………………160cc

作り方
❶ キャベツは1cm幅に切り、にんじんは短冊切りにする。
❷ 鍋に❶・だし汁を入れ、にんじんがやわらかくなるまで煮る。
❸ ❷にみそを溶き入れ、器に盛る。

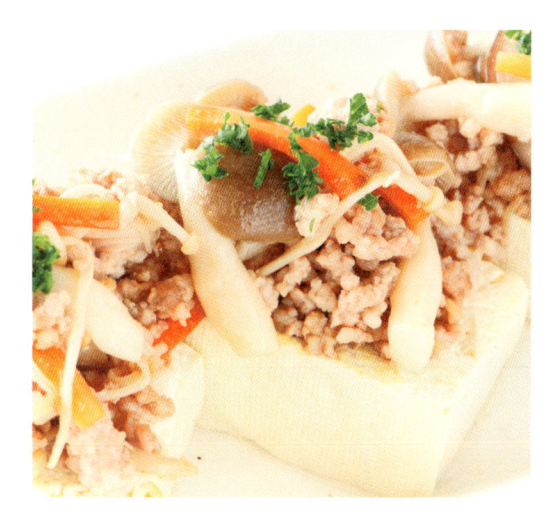

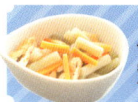

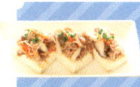

ふきと油揚げの煮物
糖質 1.3g　29kcal

材料（1人分）
- ふき（水煮）……………………………70g
- にんじん……………………………7g
- 油揚げ……………………………5g（1/3枚）
- しょうゆ（うすくち）……………………4g（小さじ2/3）
- だし汁……………………………200cc

作り方
❶ ふきは3cm長さに切り、にんじん・油揚げは細切りにする。
❷ 鍋に❶・しょうゆ・だし汁を入れて煮る。
❸ 器に❷を盛る。

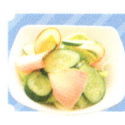

豆腐ステーキ きのこソース
糖質 3.8g　271kcal

材料（1人分）
- 木綿豆腐……………………………200g
- 生しいたけ……………………………10g
- しめじ……………………………20g（1/5パック）
- えのき茸……………………………10g
- にんじん……………………………5g
- 豚ひき肉……………………………50g
- パセリ（乾燥）……………………………少々
- 油※……………………………少々
- しょうゆ（うすくち）……………………5g（小さじ1弱）

※高オレイン酸タイプの油がおすすめ

作り方
❶ 木綿豆腐は重石をして水切りし、3等分に切る。
❷ 生しいたけはスライス、しめじは根元を切り落としてほぐし、えのき茸は根元を切り落として半分の長さに切り、にんじんは細切りにする。
❸ フライパンを温めて油を敷き、❶の両面を焼き、器に盛る。
❹ ❸のフライパンに豚ひき肉・❷を入れ、豚ひき肉に火が通るまで炒める。
❺ ❹にしょうゆを加えて味を調える。
❻ ❸に❺をかけ、パセリを散らす。

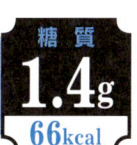

レタスとハムのサラダ
糖質 1.4g　66kcal

材料（1人分）
- レタス……………………………30g
- きゅうり……………………………20g（1/5本）
- ロースハム……………………………10g（1/2枚）
- 塩……………………………少々
- オリーブ油……………………………4g（小さじ1）
- 酢……………………………5g（小さじ1）

作り方
❶ レタスは食べやすい大きさにちぎり、きゅうりは斜めスライス、ロースハムは4等分に切る。
❷ ボウルに塩・オリーブ油・酢を入れてよく混ぜる。
❸ 器に❶を盛り、❷をかける。

8日目 3食 Total 糖質 **36.01g** 1584kcal	朝	アボカドマヨサラダ給食
	昼	豚肉マヨ焼き給食
	夕	鶏の空揚げ おろし添え給食

入院生活の流れ・エピソード・アドバイス

　私の場合朝食なしの1日2食です。朝食なしだと起床後の時間が結構有効に使えます。ブログ記事などをアップすることもできます。入院患者さんには私のブログを見ていて、本を持っている方も多く、病室でサインを求められて照れることもちょこちょこあります。私と同じく1日2食の患者さんもおられます。

8日目 朝 アボカドを和風味のサラダで
アボカドマヨサラダ給食

Total 糖質 **12.91g** 401kcal

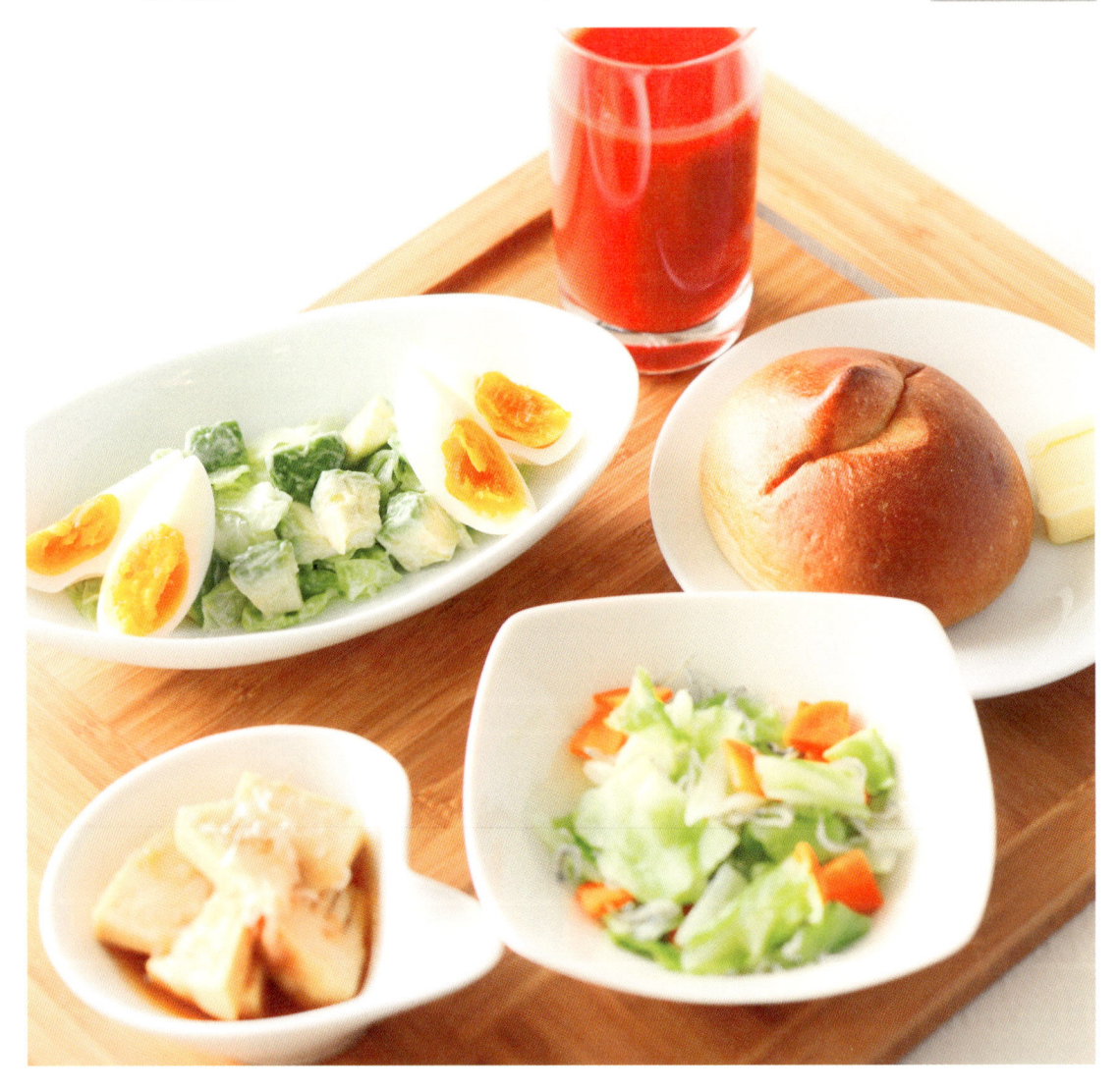

▶食べものリスト
- 筍のおかか煮
- キャベツとじゃこのソテー
- おいしい糖質制限パン
- トマトジュース
- アボカドマヨサラダ

54

高雄病院「糖質制限給食」14日間完全プログラム　8日目

おいしい糖質制限パン
糖質 2.51g
151kcal

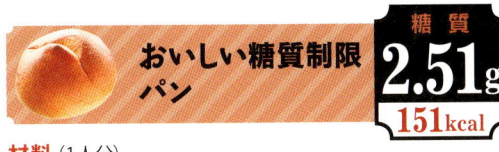

材料（1人分）
おいしい糖質制限パン……………………………45g
バター……………………………………………7g

作り方
❶器においしい糖質制限パンを盛り、バターを添える。

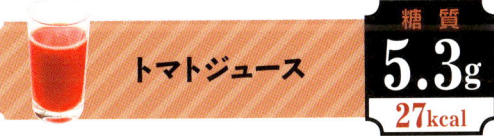

トマトジュース
糖質 5.3g
27kcal

材料・作り方（1人分）
❶グラスに無塩トマトジュース（160cc）を注ぐ。

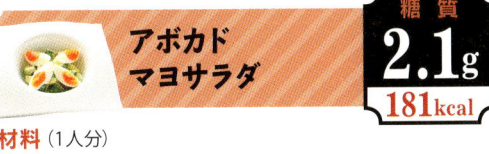

アボカドマヨサラダ
糖質 2.1g
181kcal

材料（1人分）
アボカド……………………………………………30g
キャベツ……………………………………………40g
ゆで卵………………………………………60g（1個）
酢……………………………………………………少々
マヨネーズ………………………………8g（小さじ2）
しょうゆ（うすくち）………………2g（小さじ1/3）

作り方
❶アボカドは1cm角に切る。
❷キャベツは2cm角に切り、熱湯でゆでて冷水に取り、水気をしぼる。
❸ゆで卵はくし切りにする。
❹ボウルに酢・マヨネーズ・しょうゆを入れてよく混ぜ、❶・❷を加えて和える。
❺器に❹を盛り、❸を飾る。

Dr.江部's MEMO
アボカドは果物の中で唯一のOK食材です。糖質量は、100g当たり0.9gととても少なく、オレイン酸やビタミンEを多く含んでいます。油を多く持っているので生でも加熱しても食べごたえがあります。

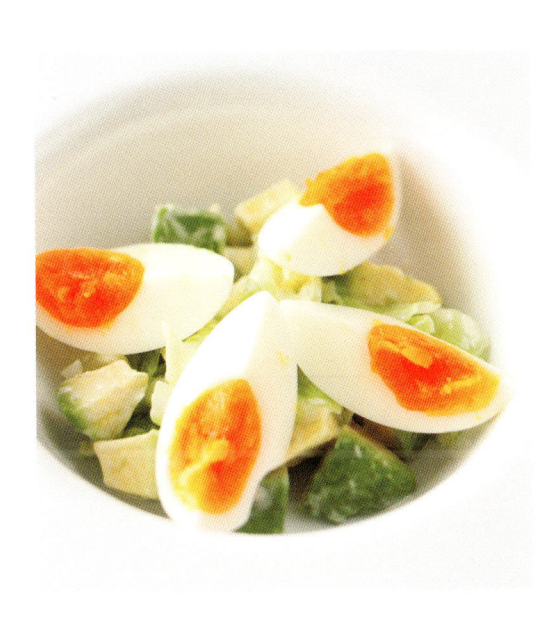

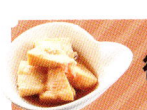

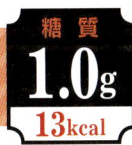

筍のおかか煮
糖質 1.0g
13kcal

材料（1人分）
たけのこ（水煮）……………………………………40g
かつお節（糸削り）………………………………少々
しょうゆ（うすくち）…………………………………4g
だし汁………………………………………………150cc

作り方
❶たけのこはひと口大に切る。
❷鍋に❶・しょうゆ・だし汁を加えて煮る。
❸❷にかつお節をまぶし、器に盛る。

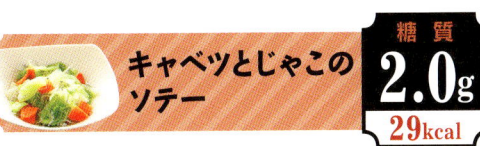

キャベツとじゃこのソテー
糖質 2.0g
29kcal

材料（1人分）
キャベツ……………………………………………50g
にんじん……………………………………………5g
ちりめんじゃこ………………………………………7g
油※…………………………………………………少々
しょうゆ（うすくち）………………2g（小さじ1/3）
※高オレイン酸タイプの油がおすすめ

作り方
❶キャベツはざく切り、にんじんはいちょう切りにする。
❷フライパンを温めて油を敷き、❶・ちりめんじゃこを炒め、しょうゆで味を調える。
❸器に❷を盛る。

8日目 昼 辛口白ワインを少し使って
豚肉マヨ焼き給食

▶食べものリスト
- 豆腐と三つ葉の清まし汁
- わかめときのこの酒蒸し
- 豚肉マヨ焼き
- 大根ときゅうりのごま酢和え
- ブロッコリーのチーズ和え
- チーズ
- 無調整豆乳

Total 糖質 11.0g / 634kcal

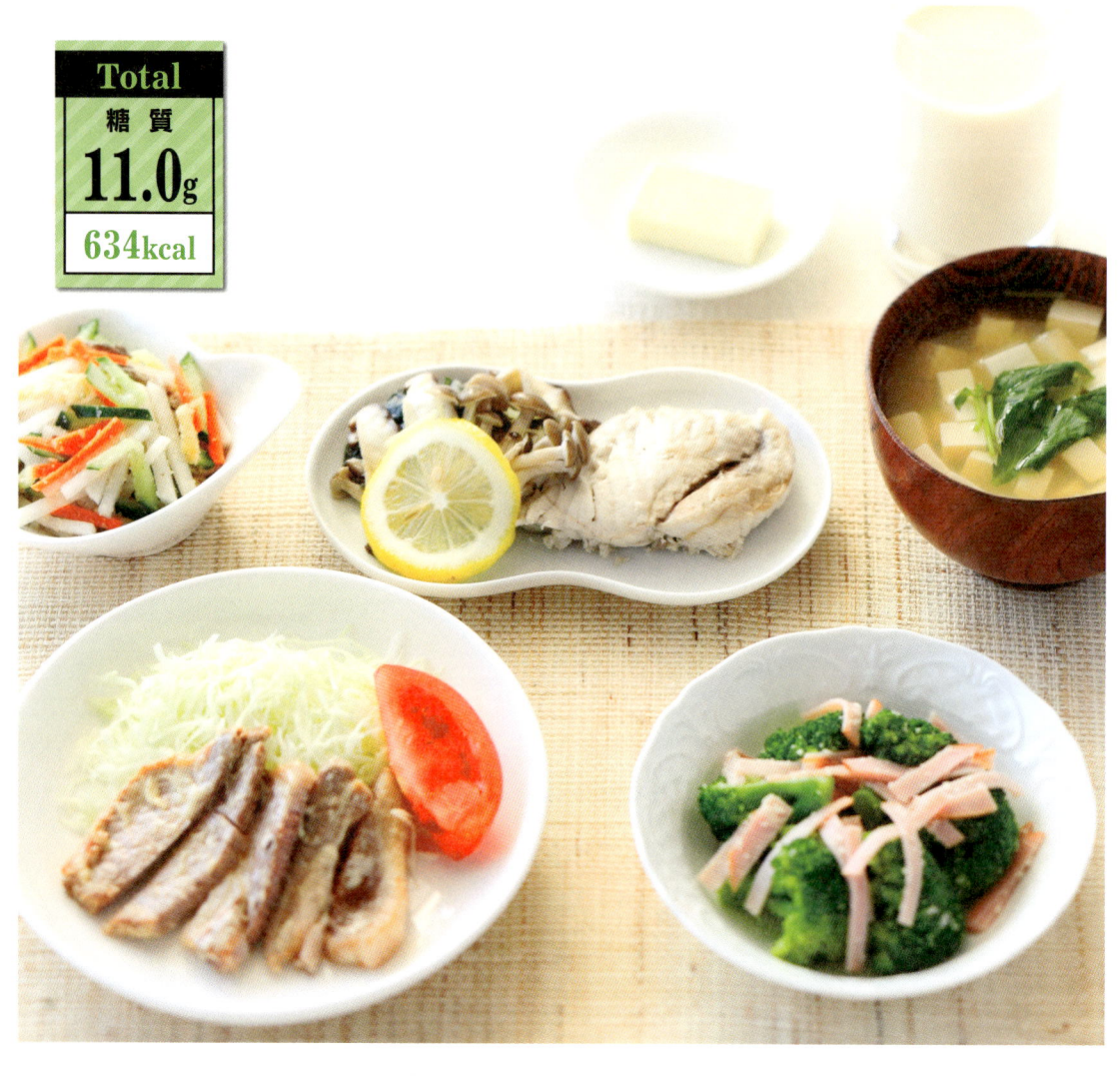

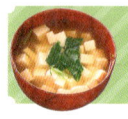

Dr.江部's MEMO
チーズは、糖質制限食には欠かせない食材の一つ。ナチュラルチーズは、乳酸菌と酵素で牛乳を発酵させたもの、それを加熱処理したものがプロセスチーズです。種類が豊富でいろんな料理に応用可能。

豆腐と三つ葉の清まし汁
糖質 1.3g / 31kcal

材料（1人分）
絹豆腐	50g
三つ葉	少々
塩	少々
しょうゆ（うすくち）	6g（小さじ1）
だし汁	160cc

作り方
1. 絹豆腐はさいの目に切る。
2. 三つ葉は2cm長さに切る。
3. 鍋に❶・だし汁・塩・しょうゆを入れて煮る。
4. 器に❸を盛り、❷を散らす。

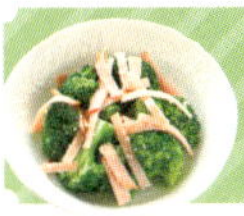

ブロッコリーのチーズ和え

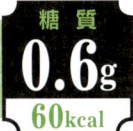

糖質 0.6g
60kcal

材料（1人分）

ブロッコリー……50g
ロースハム……10g（½枚）
パルメザンチーズ……3g
オリーブ油……少々
塩……少々
こしょう……少々

作り方

①ブロッコリーは小房に分け、熱湯でゆでて冷水に取る。
②ロースハムは細切りにする。
③フライパンを温めてオリーブ油を敷き、❶を炒める。
④ボウルに❷・❸・パルメザンチーズ・塩・こしょうを入れて和える。
⑤器に❹を盛る。

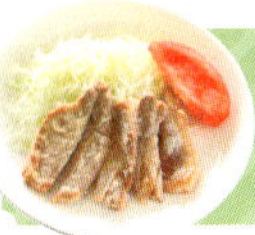

豚肉マヨ焼き

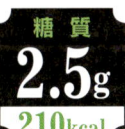

糖質 2.5g
210kcal

材料（1人分）

豚肩ロース肉（脂身付き・カツ用）……50g
塩……少々
白ワイン……少々
マヨネーズ……10g（小さじ2・½）

〈付け合わせ〉

キャベツ……30g
トマト……30g（⅕個）

作り方

①豚肩ロース肉に塩・白ワインをふる。
②フライパンを温めて❶を焼き、豚ロース肉に火が通ったらマヨネーズを加えて絡める。
③キャベツはせん切りにし、トマトはくし切りにする。
④器に❷を盛り、❸を添える。

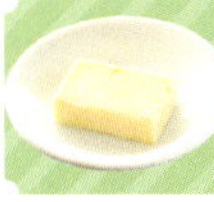

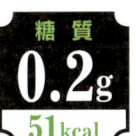

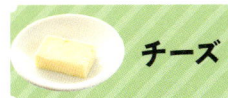

チーズ

糖質 0.2g
51kcal

材料・作り方（1人分）

①器にベビーチーズ（15g）を盛る。

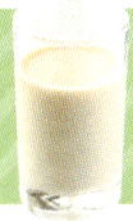

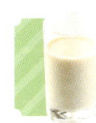

無調整豆乳

糖質 2.4g
104kcal

材料・作り方（1人分）

①グラスに無調整豆乳（200cc）を注ぐ。

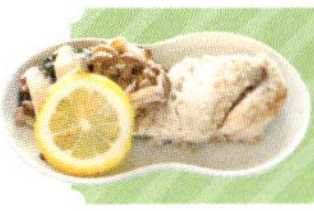

わかめときのこの酒蒸し

糖質 1.7g
139kcal

材料（1人分）

サワラ……70g（1切れ）
カットわかめ……1g
しめじ……20g（⅕パック）
生しいたけ……20g
しょうが……少々
酒……少々
しょうゆ（うすくち）……3g（小さじ½）
レモン（輪切り）……10g（1枚）

作り方

①カットわかめは水戻しし、水気を切る。
②しめじは根元を切り落としてほぐし、生しいたけはスライス、しょうがはせん切りにする。
③耐熱容器にサワラをのせ、❶・❷をのせて酒をかける。
④蒸気のあがった蒸し器で❸を蒸す。
⑤蒸し上がった❹を器に盛り、レモンを添える。

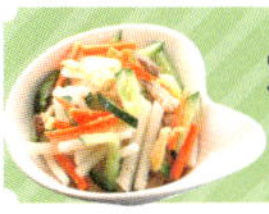

大根ときゅうりのごま酢和え

糖質 2.3g
39kcal

材料（1人分）

大根……30g
にんじん……5g
きゅうり……20g（⅕本）
油揚げ……5g（¼枚）
干ししいたけ……1g（⅓枚）
炒りごま（白）……1g（小さじ⅓）
酢……5g（小さじ1）
塩……少々
しょうゆ（うすくち）……2g（小さじ⅓）
だし汁……50cc

作り方

①大根・にんじん・きゅうりは細切りにする。
②油揚げはフライパンで焼き、細切りにする。
③干ししいたけは水戻しし、細切りにしてだし汁で煮る。
④すり鉢に炒りごまを入れてすり、酢・塩・しょうゆを入れて混ぜ、❶・❷・❸を加えて和える。
⑤器に❹を盛る。

| 8日目 | 低糖質な揚げ物におろしを添えてさっぱり味の一品に |

夕 🌙 鶏の空揚げ おろし添え 給食

Dr. 江部's MEMO
酢には、防腐、殺菌作用があり、疲労回復の効果もあります。酢の物や、サラダの使用量程度なら問題はありませんが、ドリンクで飲むとそれなりの糖質量になるので注意しましょう。

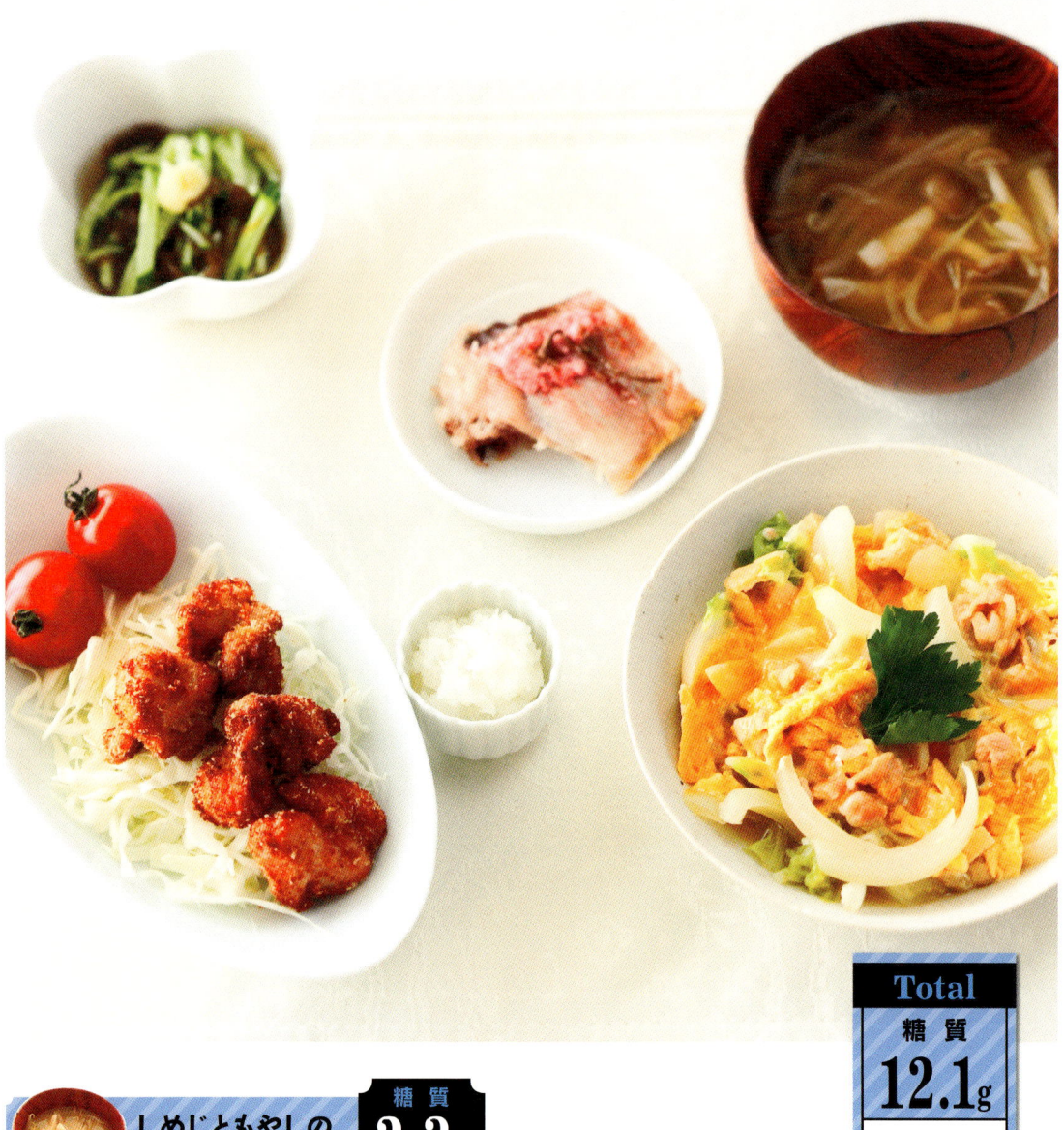

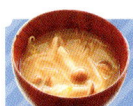

▶食べものリスト
- しめじともやしの味噌汁
- 豚肉の柳川もどき
- 鶏の空揚げ おろし添え
- もずくときゅうりの酢の物
- 甘鯛の桜蒸し

Total
糖質 **12.1g**
549kcal

しめじともやしの味噌汁
糖質 **2.3g** / 25kcal

材料（1人分）
- しめじ‥‥‥‥‥‥‥‥‥‥‥‥‥‥‥20g（1/5パック）
- もやし‥‥‥‥‥‥‥‥‥‥‥‥‥‥‥30g
- みそ‥‥‥‥‥‥‥‥‥‥‥‥‥‥‥10g（小さじ1・2/3）
- だし汁‥‥‥‥‥‥‥‥‥‥‥‥‥‥‥160cc

作り方
1. しめじは根元を切り落としてほぐす。
2. 鍋に❶・もやし・だし汁を入れて煮る。
3. ❷にみそを溶き入れ、器に盛る。

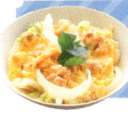

高雄病院「糖質制限給食」14日間完全プログラム 8日目

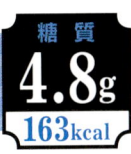

豚肉の柳川もどき
糖質 4.8g / 163kcal

材料（1人分）
- 豚もも肉（薄切り）･･････････40g
- 油揚げ･･････････････････････15g
- 白菜････････････････････････60g
- たまねぎ･･････････････40g（1/5個）
- 三つ葉････････････････････････少々
- 卵･･････････････････････20g（1/3個）
- しょうゆ（こいくち）･･････5g（小さじ1）
- だし汁･････････････････････150cc

作り方
1. 豚もも肉・油揚げは細切りにする。
2. 白菜・たまねぎは1cm幅に切る。
3. 三つ葉は2cm幅に切る。
4. 鍋にしょうゆ・だし汁を入れて煮立て、①・②を入れてアクをとりながら煮る。
5. ④に溶き卵をまわし入れ、火を止める。
6. 器に⑤を盛り、③を散らす。

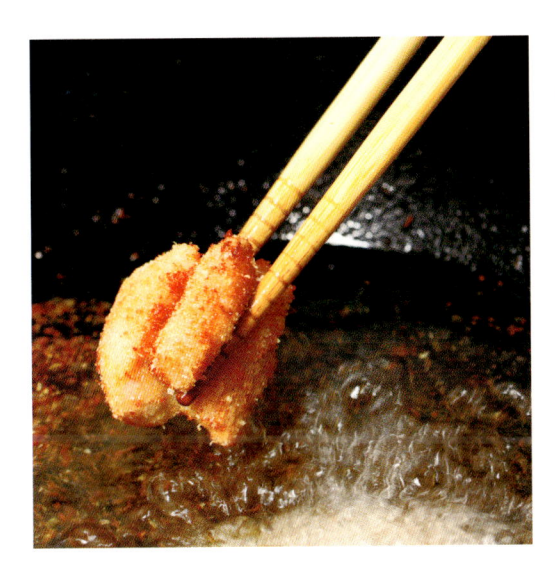

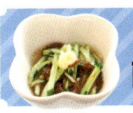

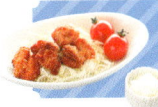

もずくときゅうりの酢の物
糖質 1.0g / 9kcal

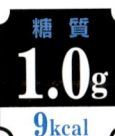

材料（1人分）
- もずく･･････････････････････40g
- きゅうり･････････････････20g（1/5本）
- しょうゆ（うすくち）･･････2g（小さじ1/3）
- 酢･･････････････････････5g（小さじ1）
- おろししょうが･･････････････少々

作り方
1. きゅうりはせん切りにし、もずくと合わせる。
2. ボウルにしょうゆ・酢を入れて混ぜ、①を加えて和える。
3. 器に②を盛り、おろししょうがを飾る。

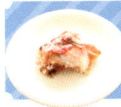

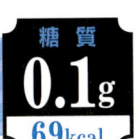

鶏の空揚げ おろし添え
糖質 3.9g / 283kcal

材料（1人分）
- 鶏もも肉････････････････････60g
- おろししょうが･･････････････少々
- しょうゆ（こいくち）････3g（小さじ1/2）
- おからパウダー･･････････････適量
- 揚げ油※････････････････････適量

※高オレイン酸タイプの油がおすすめ

〈付け合わせ〉
- 大根････････････････････････40g
- キャベツ････････････････････40g
- ミニトマト･････････････20g（2個）

作り方
1. 鶏もも肉はひと口大に切り、おろししょうが・しょうゆにつける。
2. ①におからパウダーをまぶし、温めた揚げ油で揚げる。
3. 大根はすりおろす。
4. キャベツはせん切りにする。
5. 器に②を盛り、③をかけ、④・ミニトマトを添える。

甘鯛の桜蒸し
糖質 0.1g / 69kcal

材料（1人分）
- アマダイ････････････････60g（1切れ）
- 酒････････････････････････少々
- 桜の花の塩漬け･･････････････少々

作り方
1. 耐熱容器にアマダイをのせ、酒をふり、桜の花の塩漬けをのせる。
2. ①にラップをし、600Wの電子レンジで1分加熱する。
3. アマダイに火が通ったのを確認し、器に盛る。

9日目

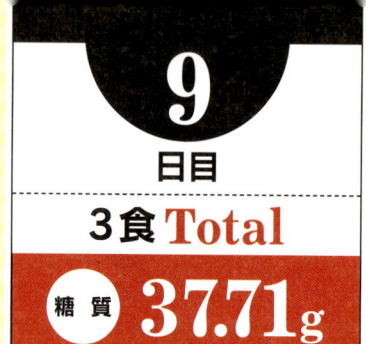

3食 Total
糖質 **37.71g**
1620kcal

- 朝　ウインナー炒め給食
- 昼　牛肉と野菜のソテー給食
- 夕　メバルの照焼 おろし添え給食

入院生活の流れ・エピソード・アドバイス

ブログのこともよく質問されます。「全部自分で書いておられるのですか？」というのも多いのですが、基本的に私一人で書いています。写真やグラフのアップのときだけはスタッフに頼んでいます。休日とか、余裕があるときにブログネタをまとめて仕込んでおいて貯めていたのを小出しにするパターンです。

9日目 朝 ウインナー炒め給食
ウインナーと卵は朝食の必需食材

Total 糖質 **11.21g** 451kcal

▶食べものリスト
- ウインナー炒め
- ゆでブロッコリー
- おいしい糖質制限パン
- トマトジュース
- きのことベーコンのコンソメスープ

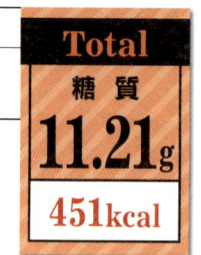

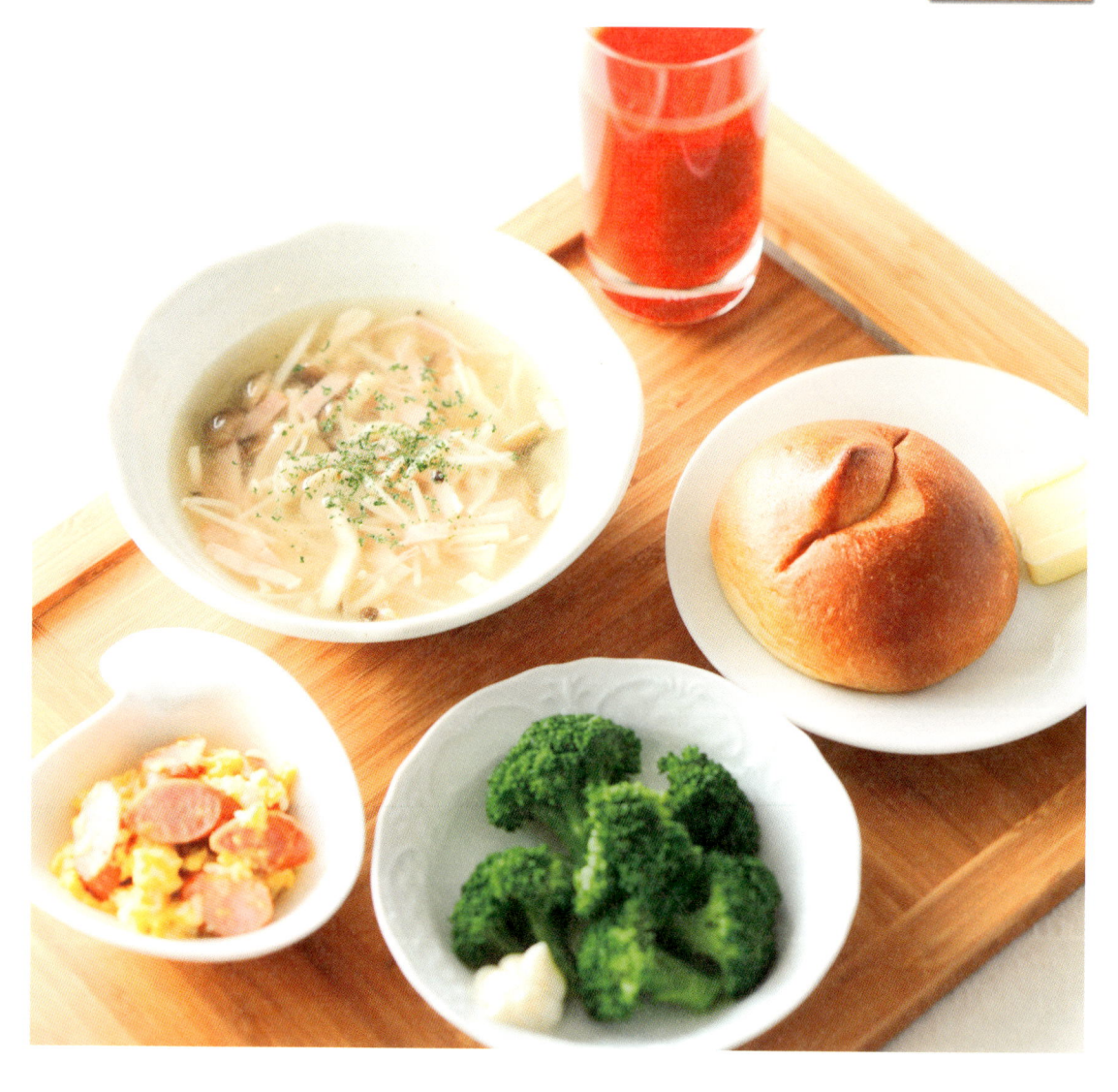

60

高雄病院「糖質制限給食」14日間完全プログラム **9日目**

おいしい糖質制限パン
糖質 2.51g / 151kcal

材料（1人分）
おいしい糖質制限パン‥‥‥‥‥‥‥‥‥‥45g
バター‥‥‥‥‥‥‥‥‥‥‥‥‥‥‥‥‥7g

作り方
❶器においしい糖質制限パンを盛り、バターを添える。

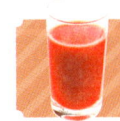

トマトジュース
糖質 5.3g / 27kcal

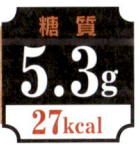

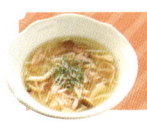

材料・作り方（1人分）
❶グラスに無塩トマトジュース（160cc）を注ぐ。

きのことベーコンのコンソメスープ
糖質 1.3g / 104kcal

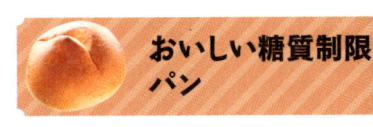

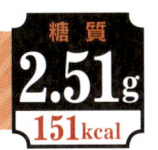

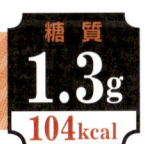

材料（1人分）
しめじ‥‥‥‥‥‥‥‥‥‥‥‥20g（1/5パック）
えのき茸‥‥‥‥‥‥‥‥‥‥‥20g（1/5袋）
ベーコン‥‥‥‥‥‥‥‥‥‥‥20g（1枚）
バター‥‥‥‥‥‥‥‥‥‥‥‥‥‥‥‥‥2g
コンソメ顆粒‥‥‥‥‥‥‥‥‥‥‥‥‥‥1g
塩‥‥‥‥‥‥‥‥‥‥‥‥‥‥‥‥‥‥少々
パセリ（乾燥）‥‥‥‥‥‥‥‥‥‥‥‥少々
水‥‥‥‥‥‥‥‥‥‥‥‥‥‥‥‥‥160cc

作り方
❶しめじは根元を切り落としてほぐし、えのき茸は根元を切り落として半分の長さに切る。
❷ベーコンは細切りにする。
❸鍋を温めてバターを敷き、❷を炒め、❶・水・コンソメ顆粒・塩を加えて煮る。
❹器に❸にを盛り、パセリを散らす。

ウインナー炒め
糖質 1.3g / 96kcal

材料（1人分）
ウインナー‥‥‥‥‥‥‥‥‥‥‥‥‥‥15g
たまねぎ‥‥‥‥‥‥‥‥‥‥‥‥‥‥‥10g
卵‥‥‥‥‥‥‥‥‥‥‥‥‥‥‥30g（1/2個）
油※‥‥‥‥‥‥‥‥‥‥‥‥‥‥‥‥‥少々
塩‥‥‥‥‥‥‥‥‥‥‥‥‥‥‥‥‥‥少々
※高オレイン酸タイプの油がおすすめ

作り方
❶ウインナーは斜め切り、たまねぎはみじん切りにする。
❷フライパンを温めて油を敷き、❶を炒め、溶き卵を流し入れ全体をかき混ぜ、塩をふる。
❸器に❷を盛る。

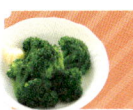

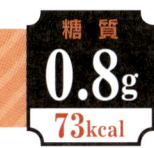

ゆでブロッコリー
糖質 0.8g / 73kcal

材料（1人分）
ブロッコリー‥‥‥‥‥‥‥‥‥‥‥‥‥50g
マヨネーズ‥‥‥‥‥‥‥‥‥‥‥8g（小さじ2）

作り方
❶ブロッコリーは小房に分け、熱湯でゆでてざるにあげる。
❷器に❶を盛り、マヨネーズを添える。

Dr.江部's MEMO

忙しい朝食には、ゆで卵をストックしておくと便利。生野菜とハム、チーズなど手軽な食材をローカーボパンにはさんだり、オープンサンドにすれば立派な朝食になります。

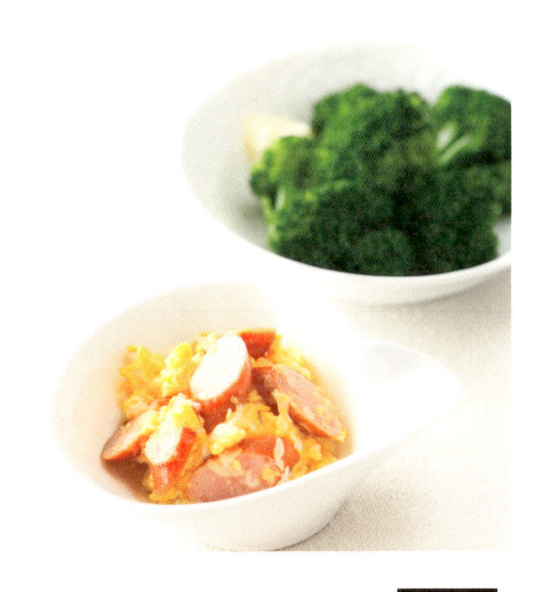

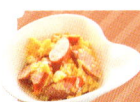

9日目 昼 オニオンチキン給食

糖質ゼロの鶏肉はどの部位でも使用できるのが魅力

▶食べものリスト
- 厚揚げと小松菜の煮物
- オニオンチキン
- チーズ
- 無調整豆乳
- キャベツときくらげのコンソメスープ
- 大根とハムのサラダ
- 牛肉とキャベツのソテー

Dr. 江部's MEMO
糖質制限食では、牛、豚、鶏、どの肉でもOK。開始から慣れるまでは、部位も選ばずに食べます。慣れてきたら体重の変化を見ながら部位と量を考えて食べていきましょう。

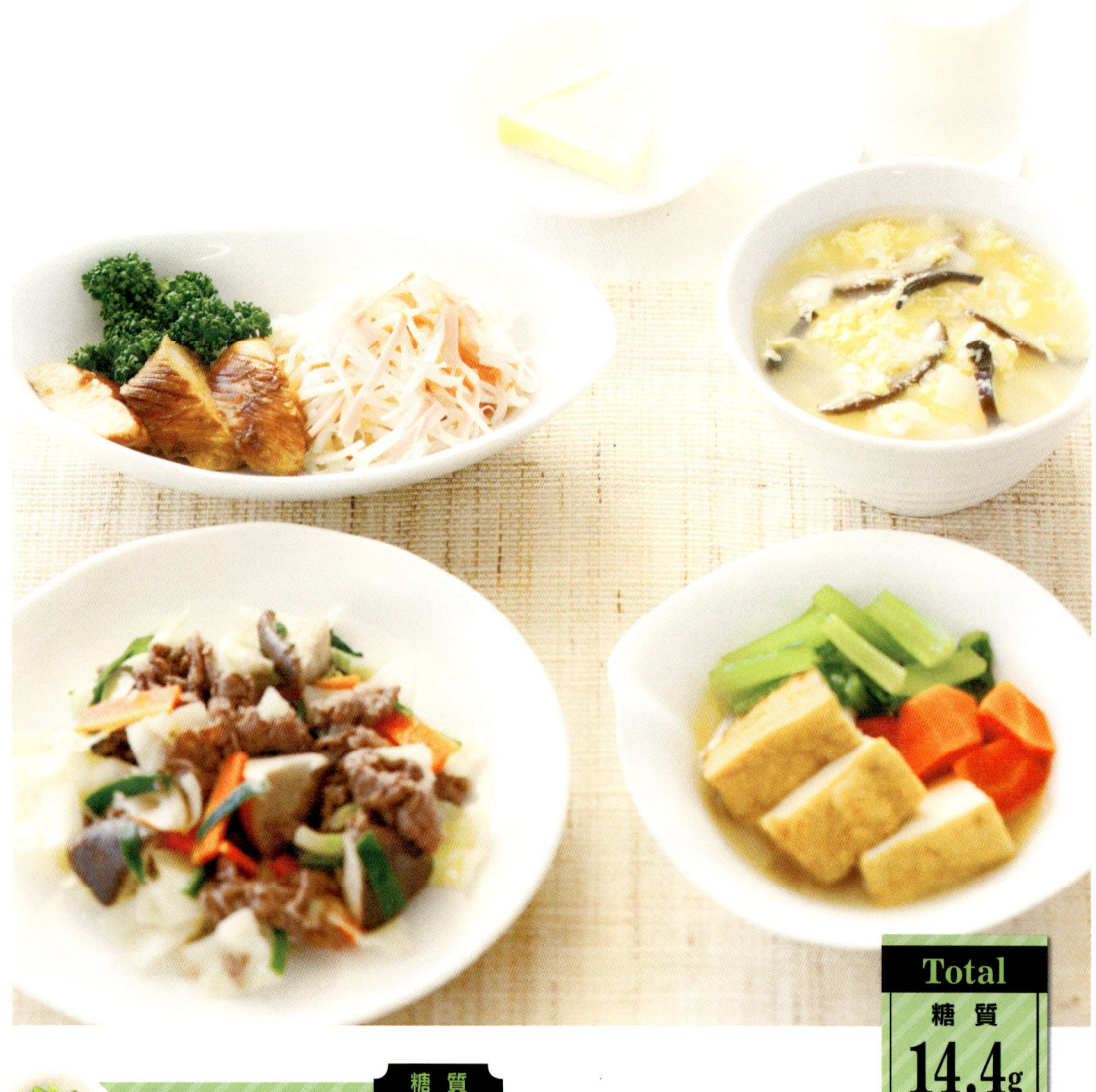

Total
糖質 **14.4g**
675kcal

厚揚げと小松菜の煮物
糖質 **2.0g**　92kcal

材料（1人分）
- 厚揚げ・・・・・・・・・・・・・・・・・・・・・・・50g
- 小松菜・・・・・・・・・・・・・・・・・・・・・・・50g
- にんじん・・・・・・・・・・・・・・・・・・・・・20g
- しょうゆ（こいくち）・・・・・・・・・4g（小さじ2/3）
- だし汁・・・・・・・・・・・・・・・・・・・・・・・200cc

作り方
1. 厚揚げは3等分に切り、小松菜は3cm長さに切り、にんじんは乱切りにする。
2. 鍋にしょうゆ・だし汁を入れて煮立て、❶を加えて煮る。
3. 器に❷を盛る。

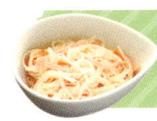

高雄病院「糖質制限給食」14日間完全プログラム 9日目

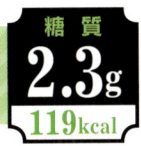

大根とハムのサラダ
糖質 2.3g / 119kcal

材料（1人分）
- 大根……………………………………50g
- たまねぎ………………………………5g
- ロースハム……………………………20g（1枚）
- マヨネーズ……………………………10g（小さじ2・½）
- 塩………………………………………少々
- パセリ（乾燥）………………………少々

作り方
1. 大根はせん切りにして塩をふり、しんなりしたら水気をしぼる。
2. たまねぎはスライスして水にさらし、水気をしぼる。
3. ロースハムは細切りにする。
4. ボウルに❶・❷・❸・マヨネーズを入れて和える。
5. 器に❹を盛り、パセリを散らす。

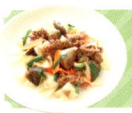

牛肉とキャベツのソテー
糖質 2.8g / 126kcal

材料（1人分）
- 牛肩肉（赤身・薄切り）………………50g
- キャベツ………………………………50g
- 生しいたけ……………………………20g
- 葉ねぎ※1………………………………10g
- にんじん………………………………10g
- 油※2……………………………………少々
- 塩………………………………………少々

※1 白い部分が少なく、緑の部分が多いねぎ
※2 高オレイン酸タイプの油がおすすめ

作り方
1. 牛肩肉はひと口大に切る。
2. キャベツは2cm角に切り、生しいたけは4等分に切り、葉ねぎは3cm長さに切り、にんじんは短冊切りにする。
3. フライパンを温めて油を敷き、❶を炒める。
4. 牛肩肉の色が変わったら❷を加えて炒め、塩で味を調える。
5. 器に❹を盛る。

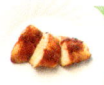

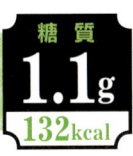

オニオンチキン
糖質 1.1g / 132kcal

材料（1人分）
- 鶏むね肉………………50g
- たまねぎ………………10g
- 酒………………………少々
- しょうゆ（こいくち）…………3g（小さじ½）
- 油※……………………少々

※高オレイン酸タイプの油がおすすめ

作り方
1. たまねぎはすりおろす。
2. 鶏むね肉は❶・酒・しょうゆにつける。
3. フライパンを温めて油を敷き、❷を焼く。
4. 器に❸を盛る。

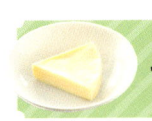

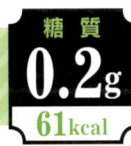

チーズ
糖質 0.2g / 61kcal

材料・作り方（1人分）
1. 器に6Pチーズ（18g）を盛る。

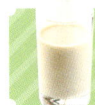

無調整豆乳
糖質 2.4g / 104kcal

材料・作り方（1人分）
1. グラスに無調整豆乳（200cc）を注ぐ。

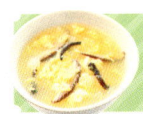

キャベツときくらげのコンソメスープ
糖質 3.6g / 41kcal

材料（1人分）
- キャベツ………………………………30g
- たまねぎ………………………………20g（⅒個）
- 干ししいたけ…………………………1g（⅓枚）
- きくらげ（乾燥）……………………1g
- 卵………………………………………15g（¼個）
- コンソメ顆粒…………………………2g
- しょうゆ（うすくち）………………少々
- 水………………………………………160cc

作り方
1. キャベツ・たまねぎは1cm角に切る。
2. 干ししいたけ・きくらげは水戻しし、細切りにする。
3. 鍋に❶・❷・コンソメ顆粒・しょうゆ・水を入れて煮る。
4. ❸に溶き卵をまわし入れ、火を止め、器に盛る。

9日目 夕 メバルの照焼 おろし添え 給食

おろしたての大根からビタミンCをとりましょう

Dr. 江部's MEMO
糖質量の多い順に味噌を並べると、白味噌・麦味噌・辛口味噌（信州味噌）・一番少ないのが八丁味噌です。最近は、調合された味噌も多く出回っているので原材料を確認して使用しましょう。

▶食べものリスト
- たまねぎと油揚げの味噌汁
- 筍の炊き合わせ 木の芽添え
- メバルの照焼 おろし添え
- わらびの煮物
- 豚肉の千草焼き

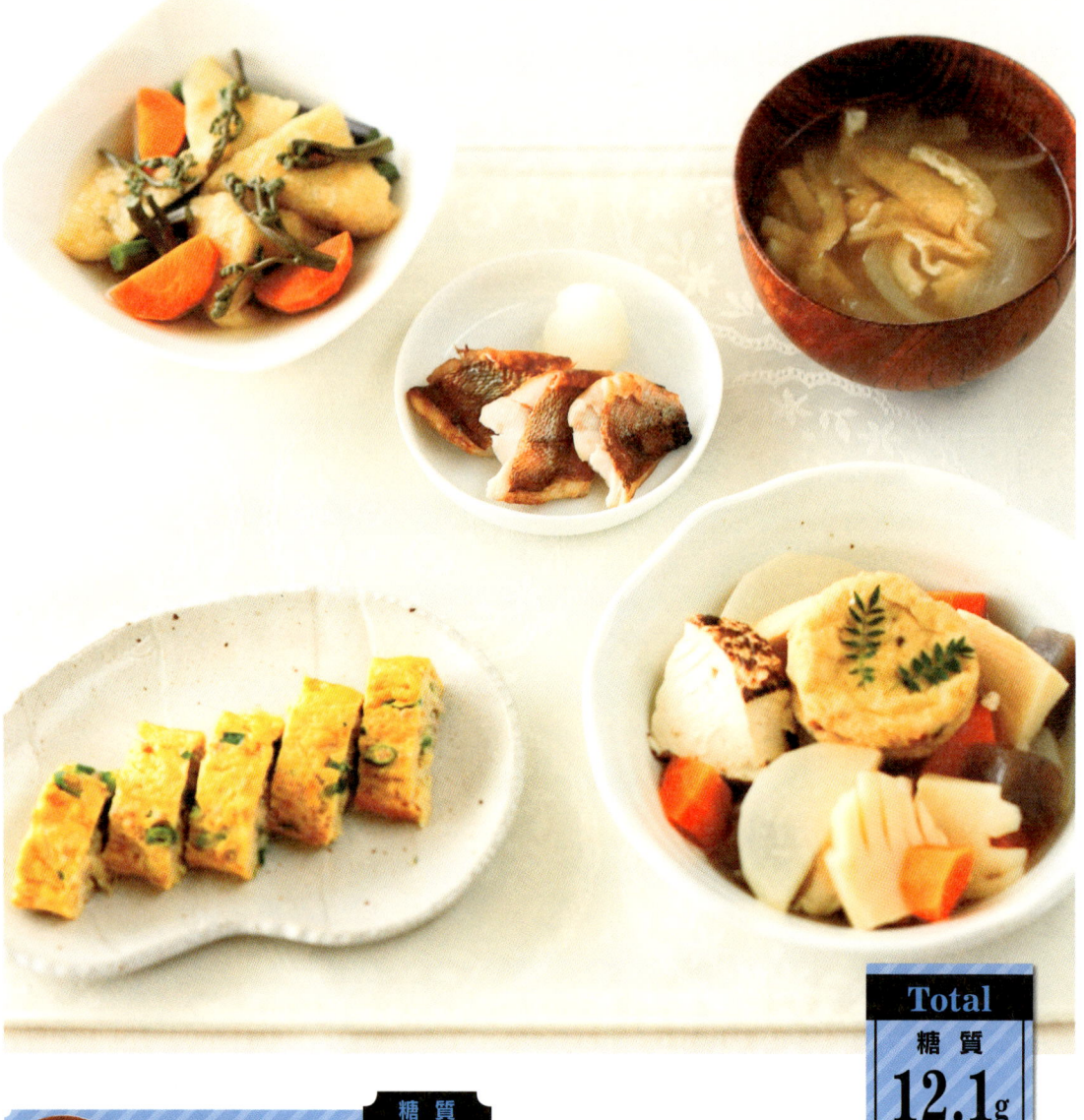

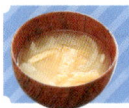

Total 糖質 12.1g / 494kcal

たまねぎと油揚げの味噌汁
糖質 3.9g / 49kcal

材料（1人分）
- たまねぎ……………………30g（1/2個）
- 油揚げ………………………5g（1/4枚）
- みそ…………………………10g（小さじ1・2/3）
- だし汁………………………160cc

作り方
1. たまねぎは1cm幅に切り、油揚げは細切りにする。
2. 鍋に❶・だし汁を入れて煮る。
3. ❷にみそを溶き入れ、器に盛る。

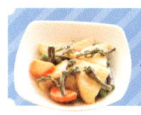

わらびの煮物

糖質 1.1g / 53kcal

材料（1人分）
- わらび（ゆで）……50g
- 油揚げ……10g（½枚）
- にんじん……10g
- しょうゆ（こいくち）……3g（小さじ½）
- だし汁……200cc

作り方
1. 油揚げは三角に切り、にんじんは半月切りにする。
2. 鍋に❶・わらび・しょうゆ・だし汁を入れて煮る。
3. 器に❷を盛る。

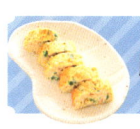

豚肉の千草焼き

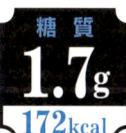

糖質 1.7g / 172kcal

材料（1人分）
- 豚ひき肉……30g
- えのき茸……30g
- 葉ねぎ※1……10g
- 卵……60g（1個）
- しょうゆ（うすくち）……3g（小さじ½）
- 油※2……少々
- ごま油……少々
- だし汁……15cc（大さじ1）

※1 白い部分が少なく、緑の部分が多いねぎ
※2 高オレイン酸タイプの油がおすすめ

作り方
1. えのき茸は根元を切り落とし、1cm長さに切る。
2. 葉ねぎは小口切りにする。
3. ボウルに卵を割り入れ、❶・❷・しょうゆ・だし汁を加えてよく混ぜる。
4. 卵焼き器を温めて油を敷き、豚ひき肉を入れて炒め、豚ひき肉の色が変わったら取り出し、粗熱が取れたら❸に加えて混ぜ合わせる。
5. 卵焼き器を洗って再度温め、ごま油を敷き、❹を流し入れ、蓋をして焼く。
6. ❺を食べやすい大きさに切り、器に盛る。

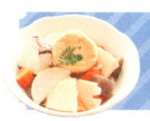

筍の炊き合わせ 木の芽添え

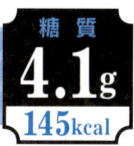

糖質 4.1g / 145kcal

材料（1人分）
- 焼き豆腐……50g
- たけのこ（水煮）……50g
- こんにゃく……60g
- にんじん……20g
- 大根……50g
- がんもどき……30g
- しょうゆ（うすくち）……5g（小さじ1弱）
- だし汁……300cc
- 木の芽……少々

作り方
1. 焼き豆腐は半分に切り、たけのこは食べやすい大きさに切り、こんにゃくはひと口大に切り、にんじんは乱切りにする。
2. 大根は半月切りにし、下ゆでする。
3. 鍋に❶・❷・がんもどき・しょうゆ・だし汁を入れて煮る。
4. 器に❸を盛り、木の芽を飾る。

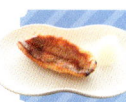

メバルの照焼 おろし添え

糖質 1.3g / 75kcal

材料（1人分）
- メバル……60g（1切れ）
- 大根……40g
- しょうゆ（こいくち）……3g（小さじ½）
- 油※……少々

※高オレイン酸タイプの油がおすすめ

作り方
1. メバルにしょうゆを塗る。
2. フライパンを温めて油を敷き、❶を焼く。
3. 大根はすりおろす。
4. 器に❷を盛り、❸を添える。

10日目

3食 Total
糖質 **34.21g**
1594kcal

朝	白菜とツナの炒め物給食
昼	ブリステーキ レモン添え給食
夕	豚肉と筍の煮物給食

入院生活の流れ・エピソード・アドバイス

ブログ関連ですが、コメントや質問への返事も、ほぼ全部書いています。勿論一定の手間暇はかかりますが、過去記事のデータベースが膨大なので、それを利用すれば思ったより楽です。ブログ読者に情報を共有して欲しい質問なら、答えを記事にしています。こんなことを入院患者さんと話しています。

10日目 朝 — ツナを肉類にしてもOK
白菜とツナの炒め物給食

Total 糖質 **13.01g** 400kcal

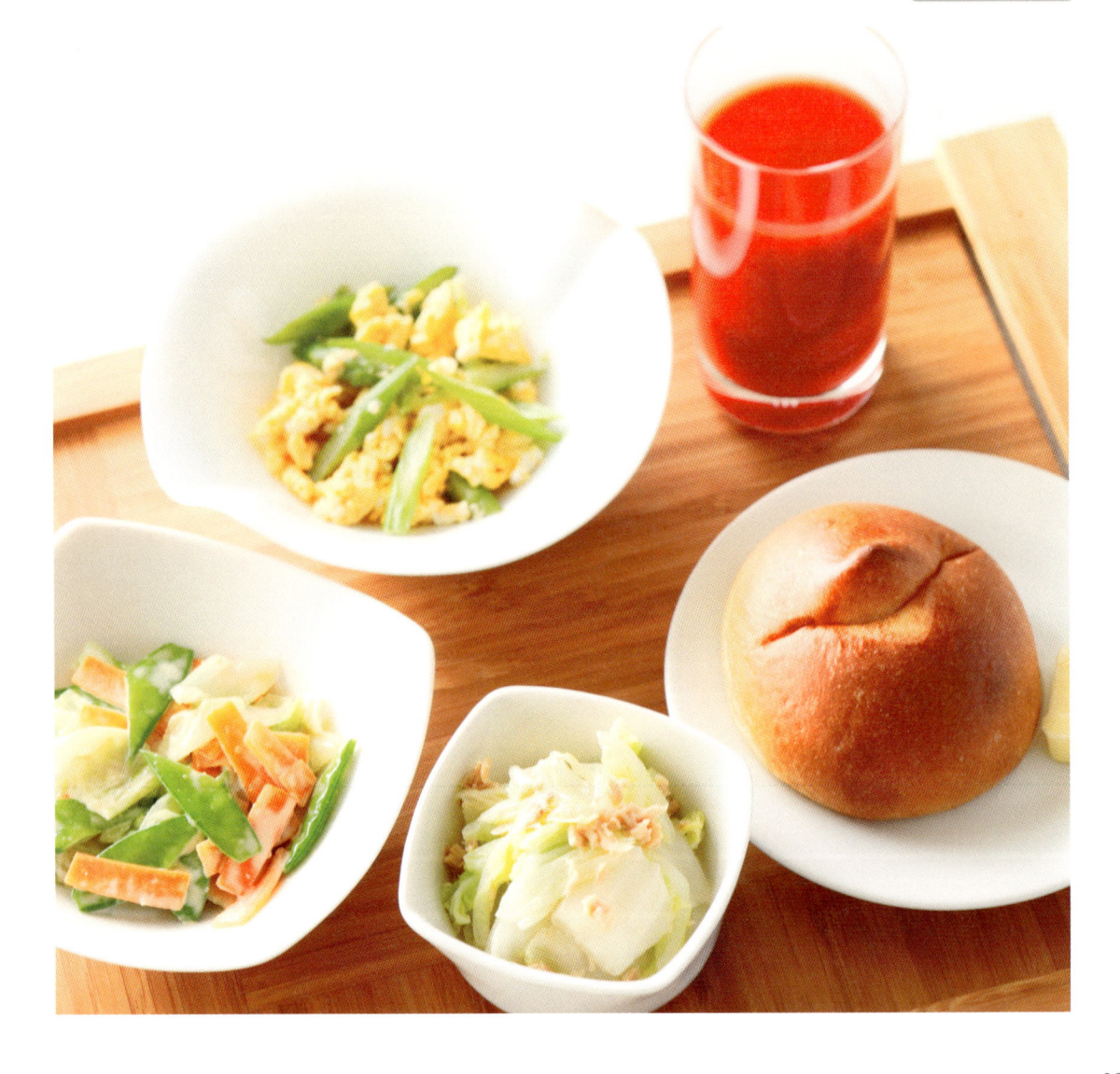

▶食べものリスト
- 白菜とツナの炒め物
- アスパラと卵のソテー
- おいしい糖質制限パン
- トマトジュース
- キャベツと絹さやの味噌マヨサラダ

高雄病院「糖質制限給食」14日間完全プログラム 10日目

おいしい糖質制限パン
糖質 2.51g / 151kcal

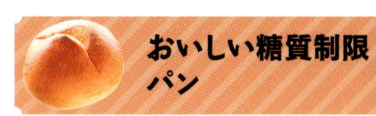

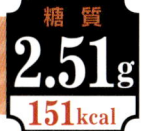

材料（1人分）
- おいしい糖質制限パン……45g
- バター……7g

作り方
① 器におしい糖質制限パンを盛り、バターを添える。

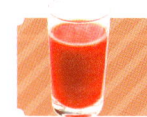

トマトジュース
糖質 5.3g / 27kcal

材料（1人分）
- 無塩トマトジュース……160cc

作り方
① グラスに無塩トマトジュースを注ぐ。

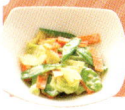

キャベツと絹さやの味噌マヨサラダ
糖質 3.4g / 95kcal

材料（1人分）
- キャベツ……40g
- 絹さや……10g（4枚）
- にんじん……10g
- みそ……5g（小さじ1弱）
- マヨネーズ……10g（小さじ2・½）

作り方
① キャベツは2cm幅に切り、絹さやは斜め半分に切り、にんじんは短冊切りにする。
② ①を熱湯でゆでて冷水に取り、水気をしぼる。
③ ボウルにみそ・マヨネーズを入れてよく混ぜ、②を加えて和える。
④ 器に③を盛る。

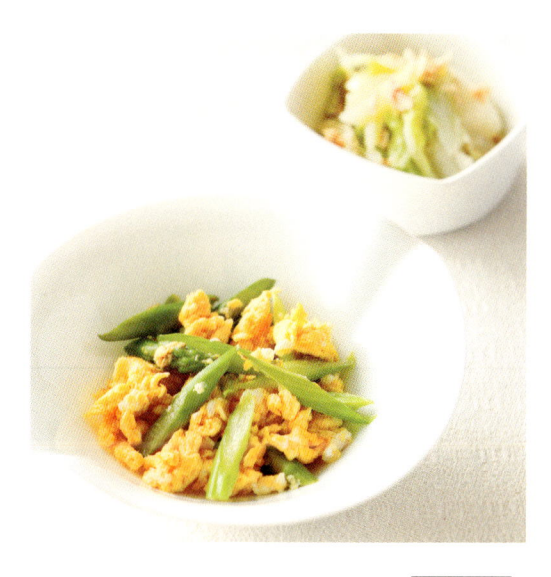

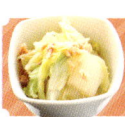

白菜とツナの炒め物
糖質 1.3g / 45kcal

材料（1人分）
- 白菜……70g
- ツナ（缶詰）……10g
- 油※……少々
- 塩……少々

※高オレイン酸タイプの油がおすすめ

作り方
① 白菜はざく切りにする。
② フライパンを温めて油を敷き、①・ツナを炒め、塩で味を調える。
③ 器に②を盛る。

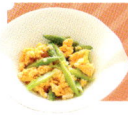

アスパラと卵のソテー
糖質 0.5g / 82kcal

材料（1人分）
- 卵……60g（1個）
- アスパラガス……20g
- オリーブ油……少々
- 塩……少々

作り方
① アスパラガスは、3cm長さの斜め切りにし、さっとゆでる。
② ボウルに卵を割り入れ、①・塩を加えてよく混ぜる。
③ フライパンを温めてオリーブ油を敷き、②を炒める。
④ 器に③を盛る。

Dr.江部's MEMO
マヨネーズに味噌や少量のヨーグルト、トマトピューレ、辛子、ワサビ、カレー粉などを加えてマヨネーズソースを作ります。同じ素材であってもいろんなソースで味の変化を楽しむことが出来ます。

10日目 昼 ぶりのおからパウダー焼き レモン添え 給食

ぶりにおからパウダーをまぶし栄養分を逃がさずに

▶食べものリスト
- 大根としいたけの煮物
- ぶりのおからパウダー焼き レモン添え
- ほうれん草のわさび和え
- チーズ
- 無調整豆乳
- いり鶏
- 油揚げのピザ

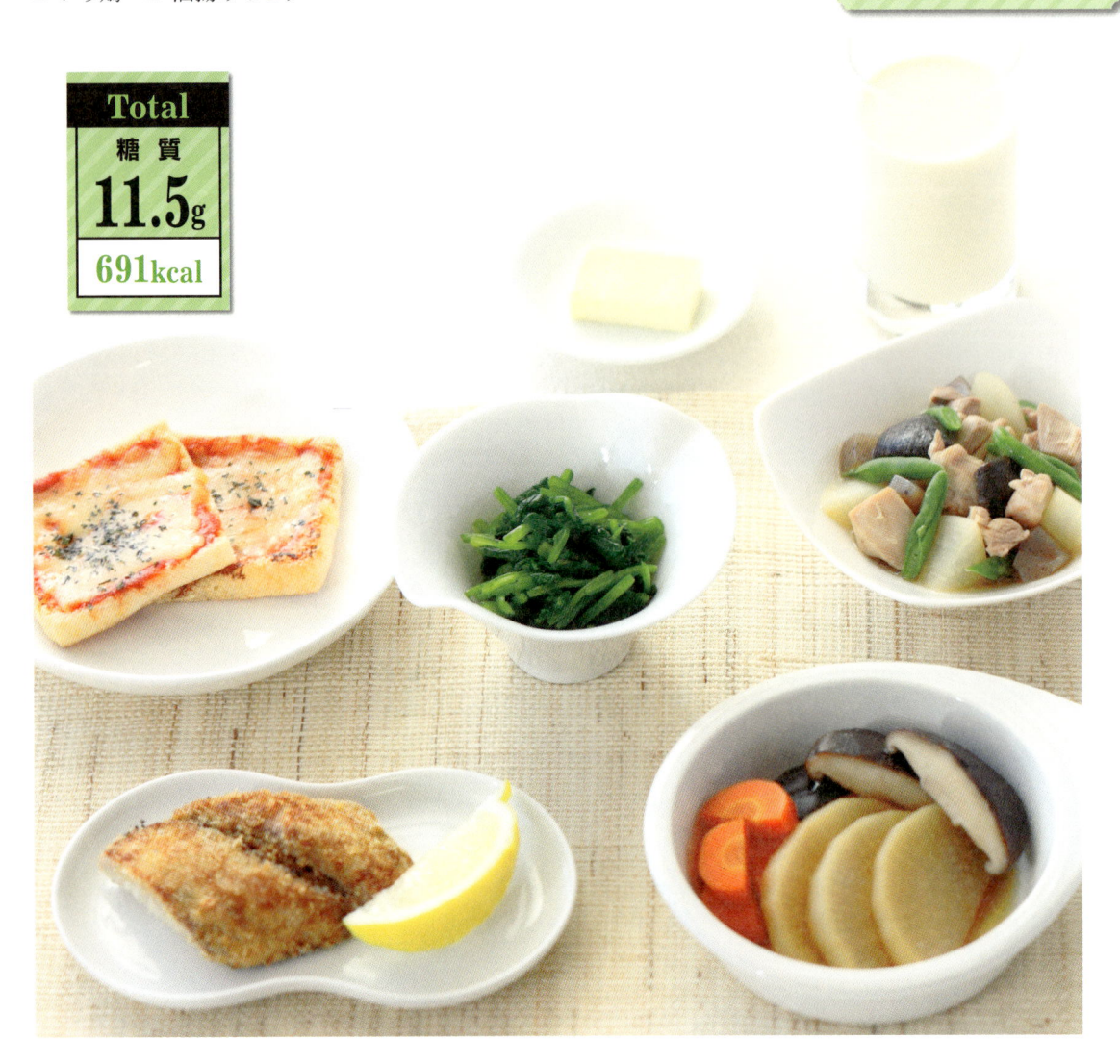

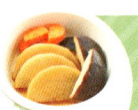

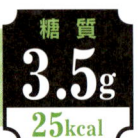

Dr. 江部's MEMO
煮物は、やはり〝出汁〟が決めてです。時間がある時は、昆布と鰹や煮干から取ります。ない時は顆粒出汁でもOK。旬の食材は、〝出汁〟で煮れば十分甘みを感じることができます。

Total
糖質 11.5g
691kcal

大根としいたけの煮物
糖質 3.5g / 25kcal

材料（1人分）
大根	60g
にんじん	20g
生しいたけ	40g
しょうゆ（こいくち）	4g（小さじ2/3）
だし汁	200cc

作り方
1. 大根は半月切りにし、下ゆでする。
2. にんじんは半月切りにし、生しいたけは半分に切る。
3. 鍋に❶・❷・しょうゆ・だし汁を入れて煮る。
4. 器に❸を盛る。

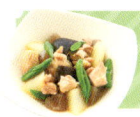

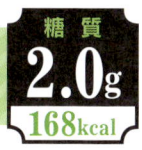

高雄病院「糖質制限給食」14日間完全プログラム　10日目

いり鶏
糖質 2.0g　168kcal

材料（1人分）
- 鶏もも肉・・・・・・・・・・・・・・・・・・・・・60g
- 干ししいたけ・・・・・・・・・・・・・・・・・2g（2/3枚）
- 大根・・・・・・・・・・・・・・・・・・・・・・・・30g
- こんにゃく・・・・・・・・・・・・・・・・・・・30g
- いんげん・・・・・・・・・・・・・・・・・・・・・10g
- しょうゆ（こいくち）・・・・・・・・・6g（小さじ1）
- だし汁・・・・・・・・・・・・・・・・・・・・・100cc

作り方
① 鶏もも肉はひと口大に切る。
② 干ししいたけは水戻しし、ひと口大に切る。
③ 大根は小さめの乱切りにし、こんにゃくは小さく切る。
④ いんげんは3cm長さの斜め切りにし、熱湯でゆでて冷水に取る。
⑤ 鍋に①・②・③・しょうゆ・だし汁を入れ、汁気がなくなるまでアクをとりながら煮る。
⑥ 器に⑤を盛り、④を飾る。

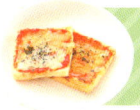

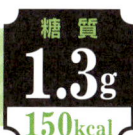

油揚げのピザ
糖質 1.3g　150kcal

材料（1人分）
- 油揚げ・・・・・・・・・・・・・・・・・・・・・20g（1枚）
- トマトピューレ・・・・・・・・・・・・・10g（小さじ2）
- とろけるチーズ・・・・・・・・・・・・・15g
- バジル（乾燥）・・・・・・・・・・・・・少々
- 塩・・・・・・・・・・・・・・・・・・・・・・・・少々
- オリーブ油・・・・・・・・・・・・・・・2g（小さじ1/2）

作り方
① 油揚げは半分に切る。
② ①にトマトピューレを塗り塩をふって、とろけるチーズをのせる。
③ フライパンにオリーブ油を敷き、②を焼く。
④ 器に③を盛り、バジルをふる。

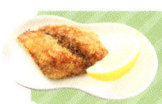

ぶりのおからパウダー焼き　レモン添え
糖質 1.4g　177kcal

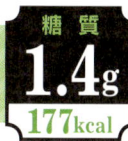

材料（1人分）
- ブリ・・・・・・・・・・・・・・・・・・・・・60g（1切れ）
- しょうゆ（こいくち）・・・・・・・・・4g（小さじ2/3）
- おからパウダー・・・・・・・・・・・・・少々
- 油※・・・・・・・・・・・・・・・・・・・・・・・少々
- レモン（くし切り）・・・・・・・・・10g（1切れ）

※高オレイン酸タイプの油がおすすめ

作り方
① ブリにしょうゆを塗り、おからパウダーをまぶす。
② フライパンを温めて油を敷き、①を焼く。
③ 器に②を盛り、レモンを添える。

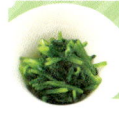

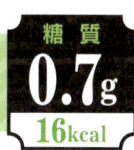

ほうれん草のわさび和え
糖質 0.7g　16kcal

材料（1人分）
- ほうれん草・・・・・・・・・・・・・・・・・・・70g
- 練りわさび・・・・・・・・・・・・・・・・・少々
- しょうゆ（こいくち）・・・・・・・・・3g（小さじ1/2）

作り方
① ほうれん草は熱湯でゆでて冷水に取り、水気をしぼり3cm長さに切る。
② ボウルに練りわさび・しょうゆを入れてよく混ぜ、①を加えて和える。
③ 器に②を盛る。

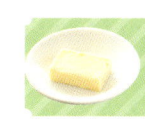

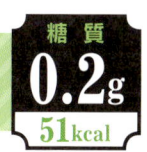

チーズ
糖質 0.2g　51kcal

材料・作り方（1人分）
① 器にベビーチーズ（15g）を盛る。

無調整豆乳
糖質 2.4g　104kcal

材料・作り方（1人分）
① グラスに無調整豆乳（200cc）を注ぐ。

10日目 夕 豚肉と筍の煮物給食

低糖質で歯ごたえのある筍と組み合わせて

Dr. 江部's MEMO
あなごは、ビタミンAと、脂質にEPAを多く含む魚です。鰻の蒲焼とは違って素焼きの物が手に入りやすいので、煮物や酢の物、また自家製タレで照り焼きにと応用できて助かります。

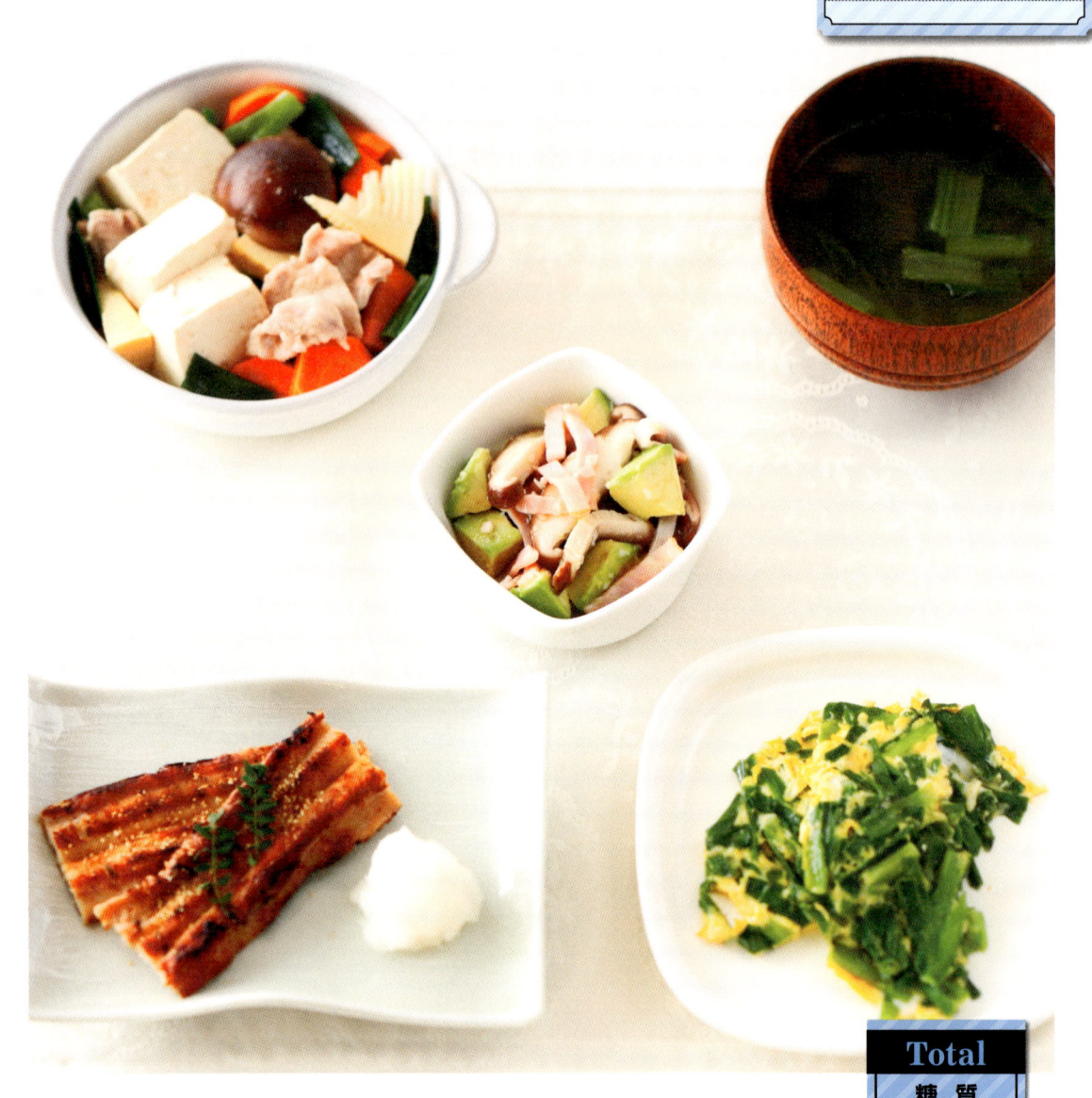

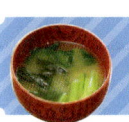

▶食べものリスト
- 小松菜とわかめの味噌汁
- 豚肉と筍の煮物
- アボカドとベーコンのガーリックソテー
- ニラ玉
- あなごの照焼 山椒風味

Total 糖質 9.7g / 503kcal

小松菜とわかめの味噌汁
糖質 1.8g / 22kcal

材料（1人分）
- 小松菜 ……………………………… 20g
- カットわかめ ……………………… 少々
- みそ ……………………… 10g（小さじ1・2/3）
- だし汁 …………………………… 160cc

作り方
1. 小松菜は2cm長さに切り、カットわかめは水戻しして水気をしぼる。
2. 鍋に❶・だし汁を入れて煮る。
3. ❷にみそを溶き入れ、器に盛る。

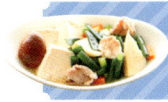

高雄病院「糖質制限給食」14日間完全プログラム　10日目

豚肉と筍の煮物

糖質 **4.8g**　159kcal

材料（1人分）
- 豚ロース肉（脂身なし・薄切り）……30g
- にんじん……20g
- たけのこ（水煮）……20g
- 干ししいたけ……1g（⅓枚）
- 木綿豆腐……100g
- 葉ねぎ※……30g
- しょうゆ（こいくち）……6g（小さじ1）
- だし汁……250cc

※白い部分が少なく、緑の部分が多いねぎ

作り方
1. 豚ロース肉はひと口大に切り、にんじんは半月切り、たけのこは食べやすい大きさに切る。
2. 干ししいたけは水戻しする。
3. 木綿豆腐は重石をして水切りし、3等分に切る。
4. 葉ねぎは3cm長さに切る。
5. 鍋にしょうゆ・だし汁を入れて煮立て、❶・❷・❸を加えてアクをとりながら煮る。
6. ❺に❹を加えてさっと煮る。
7. 器に❻を盛る。

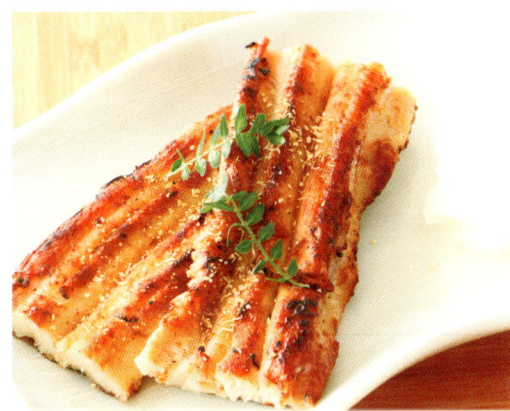

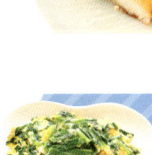

ニラ玉

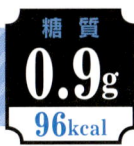

糖質 **0.9g**　96kcal

材料（1人分）
- にら……40g
- 卵……60g（1個）
- しょうゆ（うすくち）……3g（小さじ½）
- オリーブ油……少々

作り方
1. にらは3cm長さに切る。
2. ボウルに卵を割り入れ、❶・しょうゆを加えてよく混ぜる。
3. フライパンを温めてオリーブ油を敷き、❷を流し入れて焼く。
4. ❸を食べやすい大きさに切り、器に盛る。

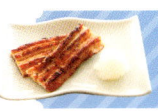

あなごの照焼 山椒風味

糖質 **1.4g**　106kcal

材料（1人分）
- 素焼きアナゴ……50g
- 大根……40g
- しょうゆ（こいくち）……3g（小さじ½）
- 酒……少々
- 山椒……少々
- 木の芽……少々

作り方
1. 素焼きアナゴにしょうゆ・酒を塗り、魚焼きグリルで焼く。
2. 大根はすりおろし、軽く水気を切る。
3. ❶を食べやすい大きさに切って器に盛り、山椒をかけて木の芽を飾り、❷を添える。

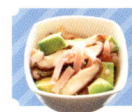

アボカドとベーコンのガーリックソテー

糖質 **0.8g**　120kcal

材料（1人分）
- アボカド……50g
- 生しいたけ……30g
- ベーコン……10g（½枚）
- にんにく……少々
- オリーブ油……少々
- 塩……少々
- こしょう……少々

作り方
1. アボカドは大きめに切る。
2. 生しいたけは厚めにスライスする。
3. ベーコンは細切りにし、にんにくはみじん切りにする。
4. フライパンを温めてオリーブ油を敷き、にんにくを炒め、香りがでてきたらベーコン・❷を炒める。
5. ❶を加えてさっと炒め、塩・こしょうで味を調える。
6. 器に❺を盛る。

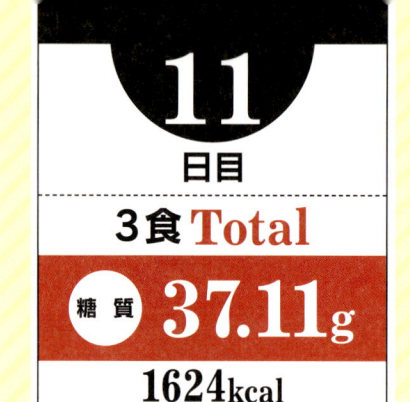

11日目

朝	油揚げと野菜のカレー汁給食
昼	豚ともやしのソテー給食
夕	鶏もも照焼 トマト添え給食

3食 Total
糖質 **37.11g**
1624kcal

入院生活の流れ・エピソード・アドバイス

高雄病院に入院される患者さんは、一般に勉強熱心で知識豊富です。例えば、「食後高血糖と平均血糖変動幅増大が動脈硬化のリスク」「血糖値を上げるのは糖質だけで、タンパク質・脂質は上げない」など、へたをしたら、医療関係者でも知らないようなことをご存知です。おかげで私も話がしやすいわけです。

11日目 朝 カレー粉をプラスしていつもと違うスープに

油揚げと野菜のカレー汁給食

Total 糖質 13.21g / 405kcal

▶食べものリスト
- ブロッコリーのごま和え
- トマト入りオムレツ
- おいしい糖質制限パン
- トマトジュース
- 油揚げと野菜のカレー汁

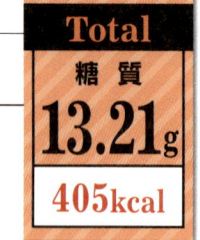

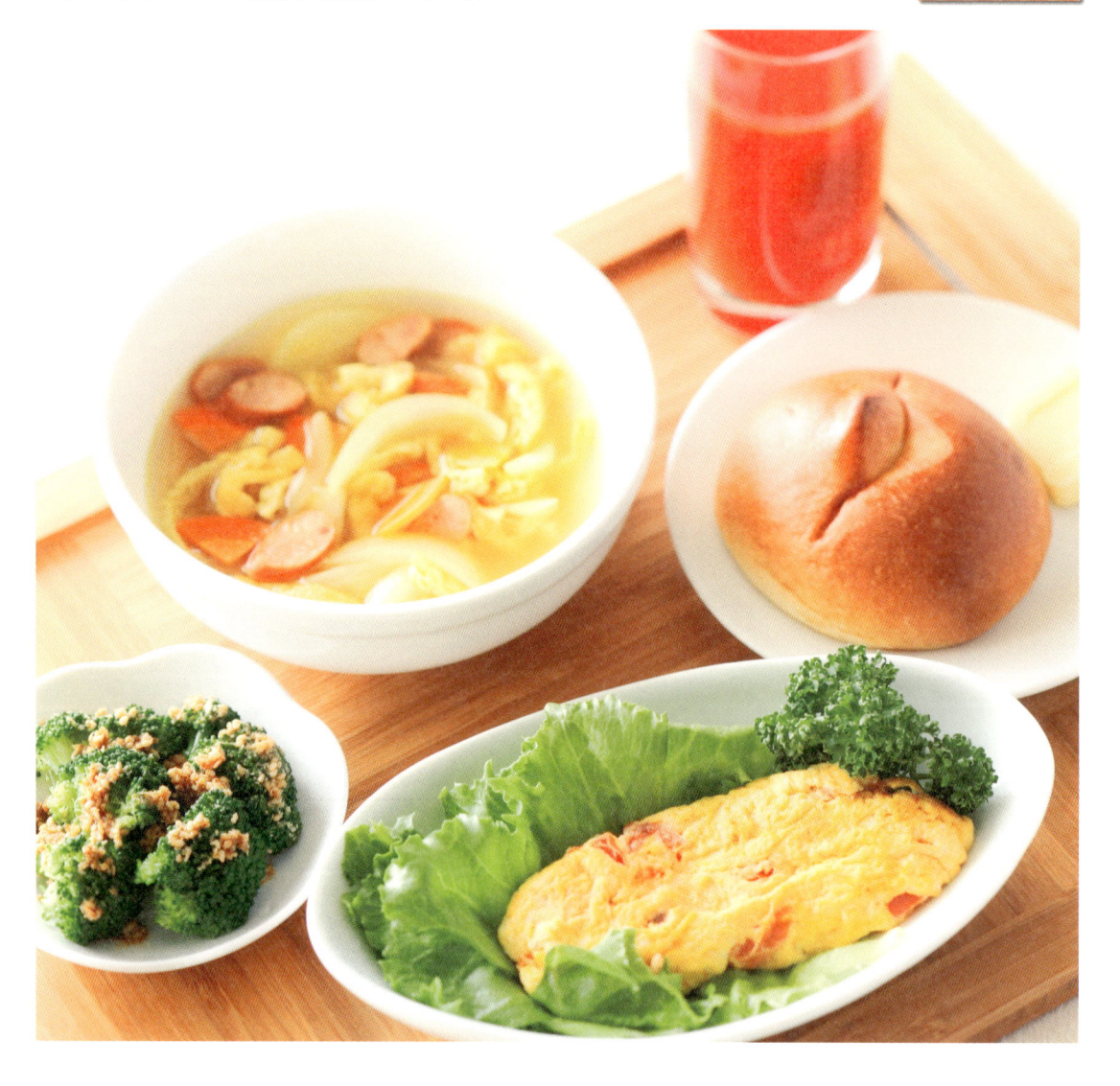

高雄病院「糖質制限給食」14日間完全プログラム　11日目

おいしい糖質制限パン
糖質 2.51g / 151kcal

材料（1人分）
おいしい糖質制限パン……………………………45g
バター……………………………………………7g

作り方
❶ 器においしい糖質制限パンを盛り、バターを添える。

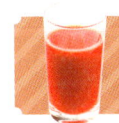

トマトジュース
糖質 5.3g / 27kcal

材料・作り方（1人分）
❶ グラスに無塩トマトジュース（160cc）を注ぐ。

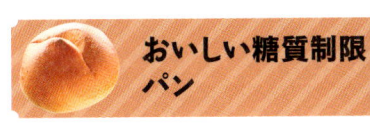

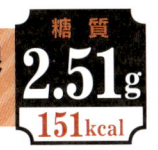

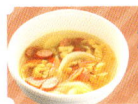

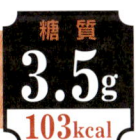

油揚げと野菜のカレー汁
糖質 3.5g / 103kcal

材料（1人分）
油揚げ……………………………………10g（½枚）
ウインナー………………………………………15g
たまねぎ…………………………………30g（½個）
にんじん…………………………………………5g
カレー粉…………………………………………少々
塩…………………………………………………少々
しょうゆ（うすくち）……………………5g（小さじ1弱）
だし汁……………………………………………160cc

作り方
❶ 油揚げは細切り、ウインナーは斜めスライス、たまねぎはくし切り、にんじんはいちょう切りにする。
❷ 鍋に❶・カレー粉・塩・しょうゆ・だし汁を入れて煮る。
❸ 器に❷を盛る。

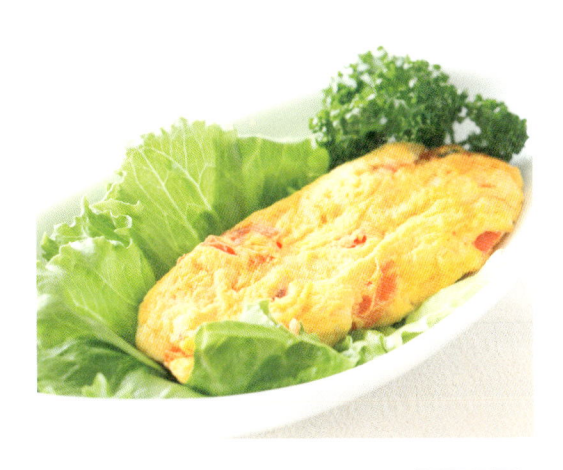

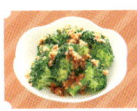

ブロッコリーのごま和え
糖質 0.7g / 32kcal

材料（1人分）
ブロッコリー……………………………………40g
すりごま（白）……………………………………3g
しょうゆ（こいくち）……………………2g（小さじ⅓）

作り方
❶ ブロッコリーは小房に分けて熱湯でゆで、ざるにあげる。
❷ ボウルにすりごま・しょうゆを入れ、❶を加えて和える。
❸ 器に❷を盛る。

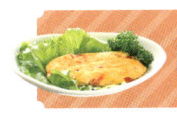

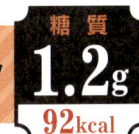

トマト入りオムレツ
糖質 1.2g / 92kcal

材料（1人分）
トマト……………………………………………20g
卵…………………………………………60g（1個）
塩…………………………………………………少々
オリーブ油………………………………………少々
パセリ……………………………………………少々
レタス……………………………………………20g

作り方
❶ トマトは角切りにする。
❷ ボウルに卵を割り入れ、❶・塩を加えて混ぜる。
❸ フライパンを温めてオリーブ油を敷き、❷を流し入れてオムレツを焼く。
❹ 器にちぎったレタスを敷き、❸を盛り、パセリを添える。

Dr. 江部's MEMO

一番低糖質な料理法は、塩、胡椒。しかし毎日、毎食となると飽きがくるのも当たり前。カレー粉や、ワサビ、辛子などの香辛料、薬味、香菜など好みの物を上手に使って楽しみながら続けましょう。

11日目 昼 — フライパンひとつで出来る料理をいれて
豚ともやしのソテー給食

▶食べものリスト
- 鮭のバタームニエル
- 豚ともやしのソテー
- チーズ
- 無調整豆乳
- 野菜コンソメスープ
- 海老ひりょうず おろし添え

Dr. 江部's MEMO
手作りひりょうずって手間暇かかってと思いきや以外に簡単！揚げるのがめんどうな時は、フライパンで焼き、豆腐ハンバーグ風にしてみるのもいいのでは？

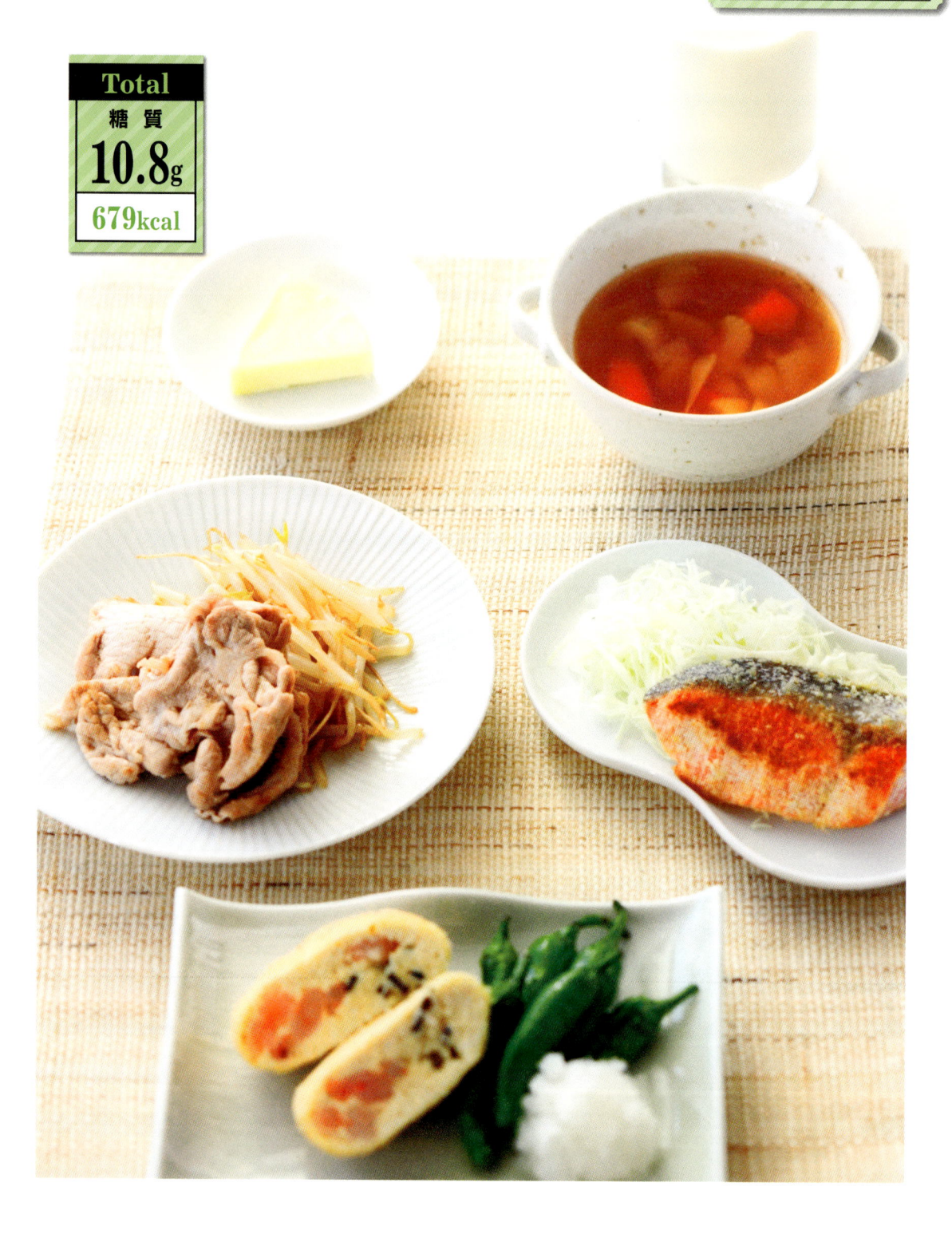

Total
糖質 10.8g
679kcal

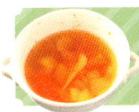

高雄病院「糖質制限給食」14日間完全プログラム 11日目

野菜コンソメスープ
糖質 2.8g / 16kcal

材料（1人分）
- たまねぎ……20g（1/10個）
- にんじん……10g
- セロリ……10g
- コンソメ顆粒……1g
- 塩……少々
- しょうゆ（うすくち）……3g（小さじ1/2）
- 水……160cc

作り方
1. たまねぎ・にんじん・セロリは小さめの乱切りにする。
2. 鍋に❶・コンソメ顆粒・塩・しょうゆ・水を入れて煮る。
3. 器に❷を盛る。

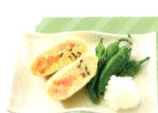

海老ひりょうずおろし添え
糖質 3.3g / 193kcal

材料（1人分）
- むきエビ……30g
- 絹豆腐……100g
- きくらげ（乾燥）……少々
- 卵……5g
- おからパウダー……3g
- 塩……少々
- おからパウダー……適量
- 揚げ油※……適量

※高オレイン酸タイプの油がおすすめ

〈付け合わせ〉
- ししとう……20g
- 大根……40g

作り方
1. むきエビはゆでる。
2. 絹豆腐は重石をして1/2量になるまでしっかり水切りする。
3. きくらげは水戻しし、せん切りにする。
4. ボウルに❷を入れてよく混ぜ、❸・溶き卵・おからパウダー（3g）・塩を加えて混ぜ合わせる。
5. ❹を平たく広げ、❶を真ん中に入れて丸めおからパウダーを適量、全体にまぶす。
6. 揚げ油を温めて❺・ししとうを揚げる。
7. 大根はすりおろす。
8. 器に❻を盛り、❼を添える。

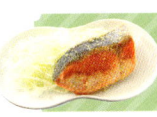

鮭のバタームニエル
糖質 0.9g / 169kcal

材料（1人分）
- 銀鮭（生）……60g（1切れ）
- 塩……少々
- おからパウダー……少々
- バター……5g

〈付け合わせ〉
- キャベツ……20g

作り方
1. 銀鮭に塩をふり、おからパウダーをまぶす。
2. フライパンを温めてバターを敷き、❶を焼く。
3. キャベツはせん切りにする。
4. 器に❷を盛り、❸を添える。

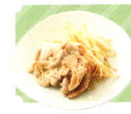

豚ともやしのソテー
糖質 1.2g / 136kcal

材料（1人分）
- 豚ロース肉（脂身なし・スライス）……60g
- もやし……50g
- 油※……少々
- しょうゆ（こいくち）……4g（小さじ2/3）

※高オレイン酸タイプの油がおすすめ

作り方
1. フライパンを温めて油を敷き、豚ロース肉を焼き、しょうゆをまわしかけて器に盛る。
2. ❶のフライパンにもやしを入れて炒める。
3. ❶の器に❷を盛る。

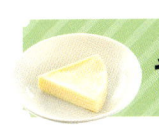

チーズ
糖質 0.2g / 61kcal

材料・作り方（1人分）
1. 器に6Pチーズ（18g）を盛る。

無調整豆乳
糖質 2.4g / 104kcal

材料・作り方（1人分）
1. グラスに無調整豆乳（200cc）を注ぐ。

11日目 夕 鶏もも照焼 トマト添え 給食

鶏肉は糖質ゼロ食材・塩焼きはより低糖質に

▶食べものリスト
- 白菜とえのきの味噌汁
- 鶏もも照焼 トマト添え
- 大根とサワラの煮付け
- アスパラガスの豆乳ソース
- ほうれん草のソテー
- 豆腐とごぼうの炒り煮

Dr. 江部's MEMO
糖質制限食では、白味噌はNG食材です。辛味噌に豆乳や酢、辛子を加えるとまろやかな味噌に仕上がります。使う野菜の種類によって甘味が欲しいと思う時にはラカントSを使用して調整します。

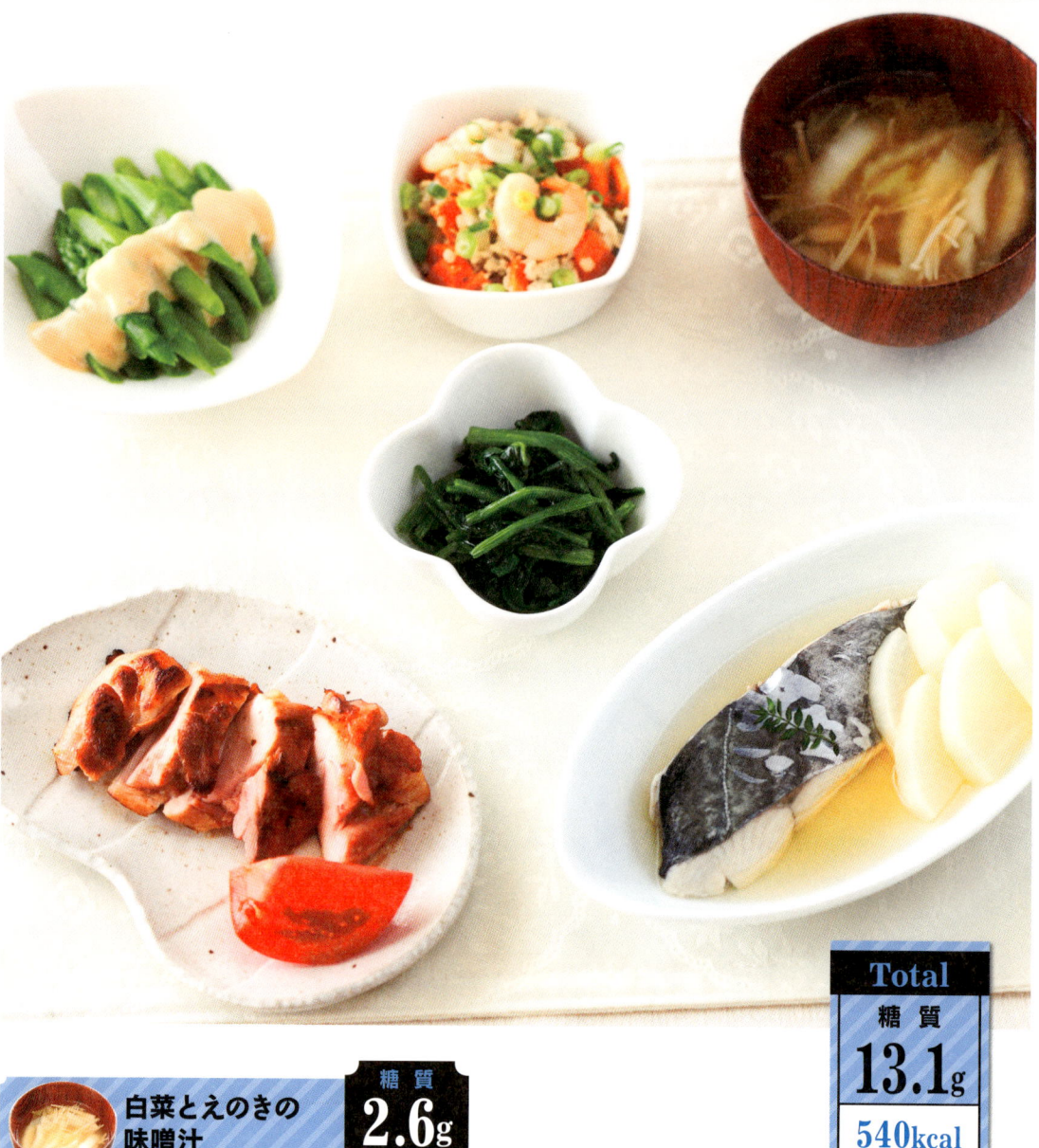

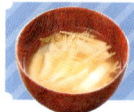

Total 糖質 13.1g 540kcal

白菜とえのきの味噌汁 糖質 2.6g 25kcal

材料（1人分）
- 白菜‥‥‥‥‥‥‥‥‥‥‥‥30g
- えのき茸‥‥‥‥‥‥‥‥‥‥10g
- みそ‥‥‥‥‥‥‥‥10g（小さじ1・2/3）
- だし汁‥‥‥‥‥‥‥‥‥‥160cc

作り方
❶ 白菜は1cm幅に切り、えのき茸は根元を切り落として半分の長さに切る。
❷ 鍋に❶・だし汁を入れて煮る。
❸ ❷にみそを溶き入れ、器に盛る。

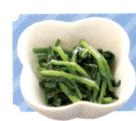

ほうれん草のソテー

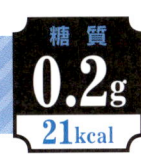

糖質 0.2g / 21kcal

材料（1人分）
- ほうれん草……60g
- 油※……少々
- 塩……少々

※高オレイン酸タイプの油がおすすめ

作り方
1. ほうれん草は3cm長さに切る。
2. フライパンを温めて油を敷き、①を炒め、塩で味を調える。
3. 器に②を盛る。

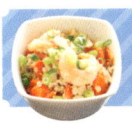

豆腐とごぼうの炒り煮

糖質 3.8g / 85kcal

材料（1人分）
- 絹豆腐……100g
- にんじん……10g
- ごぼう……10g
- 葉ねぎ※1……4g
- むきエビ……10g
- 油※2……少々
- しょうゆ（こいくち）……4g（小さじ2/3）

※1 白い部分が少なく、緑の部分が多いねぎ
※2 高オレイン酸タイプの油がおすすめ

作り方
1. 絹豆腐はキッチンペーパーで軽く水気をとる。
2. にんじんはいちょう切り、ごぼうはささがきにする。
3. 葉ねぎは小口切りにする。
4. フライパンを温めて油を敷き、②・むきエビを炒め、①を崩し入れ、しょうゆを加えて煮る。
5. ③を加えてさっと混ぜ、器に盛る。

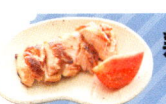

鶏もも照焼トマト添え

糖質 2.2g / 217kcal

材料（1人分）
- 鶏もも肉……80g
- しょうゆ（こいくち）……3g（小さじ1/2）
- 酒……少々
- 油※……少々

※高オレイン酸タイプの油がおすすめ

〈付け合わせ〉
- トマト……50g（1/3個）

作り方
1. 鶏もも肉にしょうゆ・酒を塗る。
2. フライパンを温めて油を敷き、①の皮面から弱火で焼く。
3. トマトはくし切りにする。
4. ②を食べやすい大きさに切って器に盛り、③を添える。

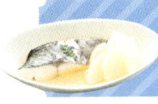

大根とサワラの煮付け

糖質 1.7g / 153kcal

材料（1人分）
- サワラ……80g（1切れ）
- 大根……50g
- 木の芽……少々
- しょうゆ（こいくち）……4g（小さじ2/3）
- だし汁……200cc

作り方
1. 大根は厚めのいちょう切りにし、下ゆでする。
2. 鍋に①・しょうゆ・だし汁を入れて煮立て、サワラを加えて煮る。
3. 器に②を盛り、木の芽を飾る。

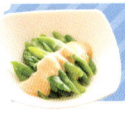

アスパラガスの豆乳ソース

糖質 2.6g / 39kcal

材料（1人分）
- アスパラガス……60g
- 無調整豆乳……30g（大さじ2）
- 酢……2.5g（小さじ1/2）
- みそ……4g（小さじ1）
- 練り辛子……少々

作り方
1. アスパラガスは5cmの長さの斜め切りにし、熱湯でゆでて冷水に取る。
2. ボウルに無調整豆乳・酢・みそ・練り辛子を入れてよく混ぜる。
3. 器に①を盛り、②をかける。

12日目

3食 Total
糖質 **41.71g**
1613kcal

朝	スクランブルエッグ トマト添え給食
昼	牛すき煮給食
夕	さんまのソテー給食

入院生活の流れ・エピソード・アドバイス

入院最初の1週間で、ほとんどの場合は、血糖コントロール良好、尿糖陰性となるので、蓄尿も中止で外出がOKとなります。散歩コースとして高雄病院の近くには平岡八幡宮という空海（弘法大師）創建の神社があります。南に足をのばせば広沢の池、少し歩くけれど東には仁和寺、竜安寺などがあります。

12日目 朝
リコピンを多く含むトマトを少量添えて
スクランブルエッグ トマト添え給食

Total
糖質 **11.91g**
456kcal

▶食べものリスト
- スクランブルエッグ トマト添え
- キュウリとツナのマヨサラダ
- おいしい糖質制限パン
- トマトジュース
- ピーマンとベーコンのカレーソテー

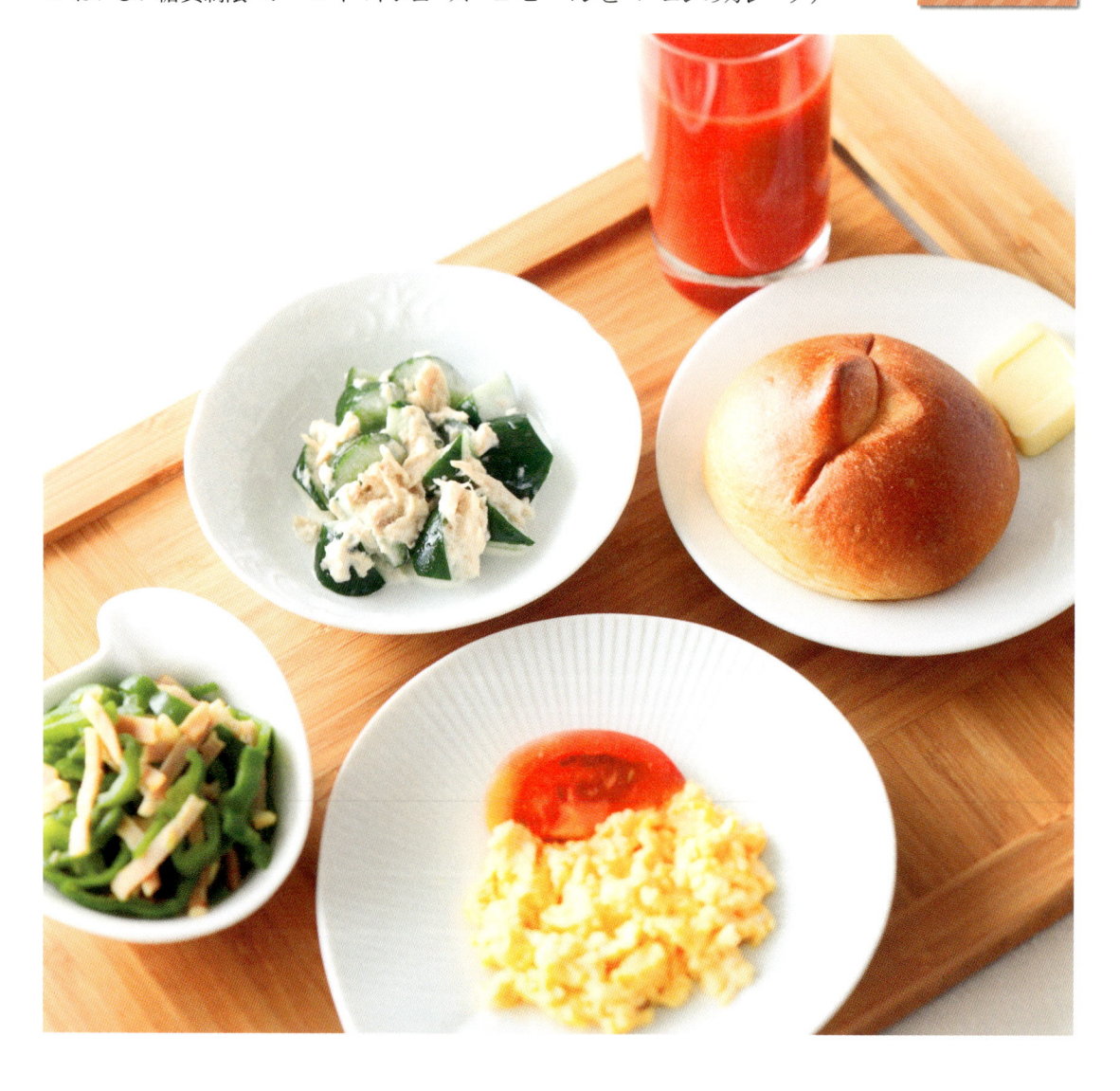

78

高雄病院「糖質制限給食」14日間完全プログラム　12日目

おいしい糖質制限パン
糖質 2.51g／151kcal

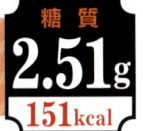

材料（1人分）
おいしい糖質制限パン……………………45g
バター………………………………………7g

作り方
❶器においしい糖質制限パンを盛り、バターを添える。

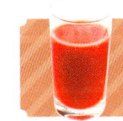

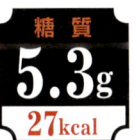

トマトジュース
糖質 5.3g／27kcal

材料（1人分）
無塩トマトジュース………………………160cc

作り方
❶グラスに無塩トマトジュースを注ぐ。

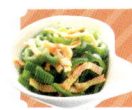

ピーマンとベーコンのカレーソテー
糖質 1.5g／72kcal

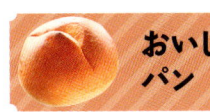

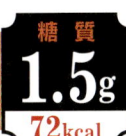

材料（1人分）
ピーマン……………………………………50g
ベーコン……………………………15g（¾枚）
油※…………………………………………少々
カレー粉……………………………………少々
しょうゆ（こいくち）………………2g（小さじ⅓）
※高オレイン酸タイプの油がおすすめ

作り方
❶ピーマン・ベーコンは細切りにする。
❷フライパンを温めて油を敷き、❶を炒め、カレー粉・しょうゆを加えて炒める。
❸器に❷を盛る。

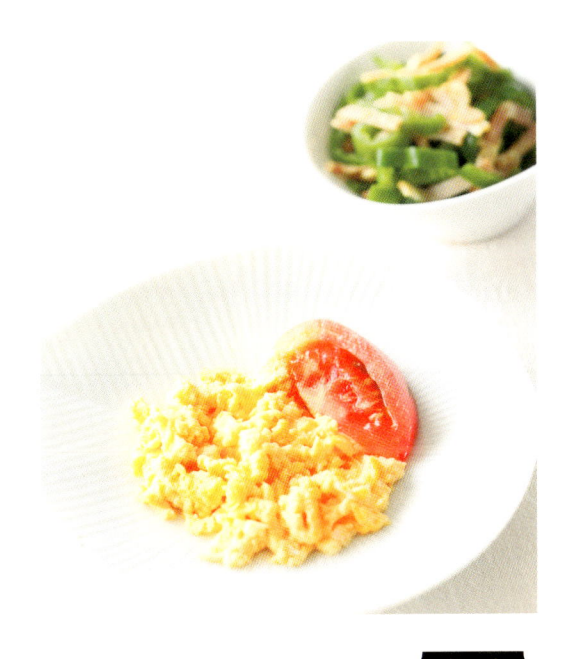

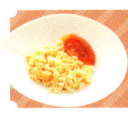

スクランブルエッグ トマト添え
糖質 1.2g／89kcal

材料（1人分）
卵…………………………………60g（1個）
トマト………………………………30g（⅕個）
塩……………………………………………少々
油※…………………………………………少々
※高オレイン酸タイプの油がおすすめ

作り方
❶ボウルに卵を割り入れ、塩を加えてよく混ぜる。
❷フライパンを温めて油を敷き、❶を流し入れて焼き、スクランブルエッグを作る。
❸トマトはくし切りにする。
❹器に❷を盛り、❸を添える。

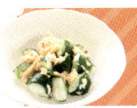

キュウリとツナのマヨサラダ
糖質 1.4g／117kcal

材料（1人分）
きゅうり…………………………50g（½本）
ツナ（缶詰）………………………………15g
マヨネーズ……………………10g（小さじ2・½）

作り方
❶きゅうりは乱切りにする。
❷ボウルに❶・ツナ・マヨネーズを入れて和える。
❸器に❷を盛る。

Dr.江部's MEMO

ピーマンは、糖質も少なく、夏のビタミンCの供給源としては欠かせない野菜です。ししとうも同じです。ししとうには、唐辛子に含まれる抗酸化作用のあるカプサイシンという辛味成分も入っています。

12日目 昼 牛肉のすき煮給食

甘味が必要ならラカントSを使用しよう

▶食べものリスト
- お揚げさんのたいたん
- 牛肉のすき煮
- サバのあっさりチリソース風
- チーズ
- 無調整豆乳
- キュウリとわかめの酢のもの
- おかひじきのごま醤油和え

Dr. 江部's MEMO
おかひじきは、海藻のひじきに似ていることから陸ひじきと呼ばれます。カルシウム・カリウムを多く含む低糖質野菜です。かにかまぼこなどの練り製品には、糖質はありますので使用時は、少量にしましょう。

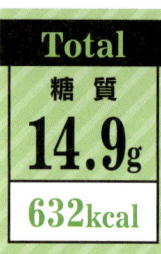

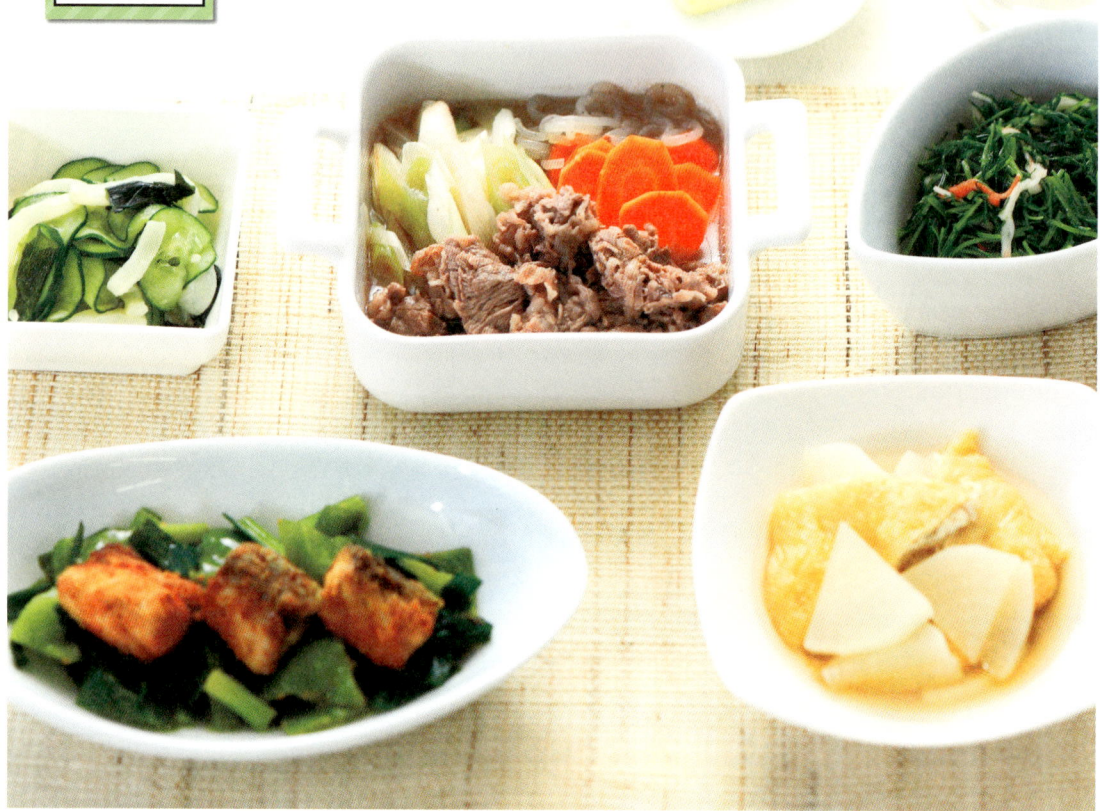

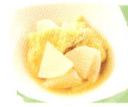

Total
糖質 14.9g
632kcal

お揚げさんのたいたん
糖質 2.1g / 71kcal

材料（1人分）
- 大根‥‥‥‥‥‥‥‥‥‥‥‥‥‥‥‥60g
- 油揚げ‥‥‥‥‥‥‥‥‥‥‥‥‥‥15g（⅔枚）
- しょうゆ（こいくち）‥‥‥‥‥‥‥‥4g（小さじ⅔）
- だし汁‥‥‥‥‥‥‥‥‥‥‥‥‥‥200cc

作り方
1. 大根は厚めのいちょう切りにし、下ゆでする。
2. 油揚げは三角に4等分する。
3. 鍋に❶・❷・しょうゆ・だし汁を入れて煮る。
4. 器に❸を盛る。

高雄病院「糖質制限給食」14日間完全プログラム　12日目

チーズ
糖質 0.2g / 51kcal

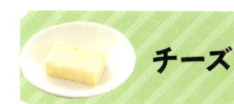

材料・作り方（1人分）
① 器にベビーチーズ（15g）を盛る。

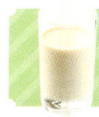

無調整豆乳
糖質 2.4g / 104kcal

材料・作り方（1人分）
① グラスに無調整豆乳（200cc）を注ぐ。

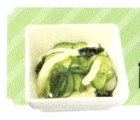

キュウリとわかめの酢のもの
糖質 1.3g / 22kcal

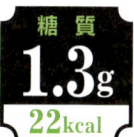

材料（1人分）
- きゅうり……………………………………40g
- カットわかめ………………………………少々
- イカ…………………………………………20g
- 酢……………………………………5g（小さじ1）
- 塩……………………………………………少々
- しょうゆ（うすくち）………………2g（小さじ1/3）

作り方
① きゅうりは薄い輪切りにし、カットわかめは水戻しして水気を切る。
② イカは細切りにし、さっとゆでる。
③ ボウルに酢・塩・しょうゆを入れて混ぜる。
④ 器に①・②を盛り、③をかける。

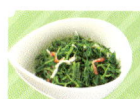

おかひじきのごま醤油和え
糖質 1.7g / 30kcal

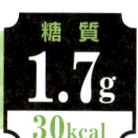

材料（1人分）
- おかひじき…………………………………60g
- カニ風味かまぼこ…………………………10g
- しょうゆ（こいくち）………………3g（小さじ1/2）
- ごま油………………………………………少々

作り方
① おかひじきは熱湯でさっとゆでて冷水に取り、水気を切って食べやすい大きさに切る。
② カニ風味かまぼこはほぐす。
③ ボウルにしょうゆ・ごま油を入れて混ぜ、①・②を加えて和える。
④ 器に③を盛る。

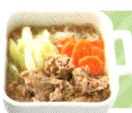

牛肉のすき煮
糖質 3.8g / 152kcal

材料（1人分）
- 牛肩肉（赤身・薄切り）……………………60g
- にんじん……………………………………20g
- 葉深ねぎ※1…………………………………60g
- 糸こんにゃく………………………………20g
- 油※2…………………………………………少々
- しょうゆ（こいくち）………………5g（小さじ1弱）
- だし汁………………………………………200cc

※1 白い部分の多い、一般的に「長ねぎ」と言われるもの
※2 高オレイン酸タイプの油がおすすめ

作り方
① 牛肩肉はひと口大に切る。
② にんじんは斜め輪切りにし、葉深ねぎは斜め切り、糸こんにゃくは食べやすい長さに切る。
③ 鍋に油を敷き、①を炒め、②を並べ、しょうゆ・だし汁を入れてアクをとりながら煮る。
④ 器に③を盛る。

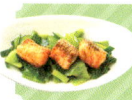

サバのあっさりチリソース風
糖質 3.4g / 203kcal

材料（1人分）
- サバ…………………………………………50g
- しょうゆ（こいくち）………………………少々
- 酒……………………………………………少々
- 揚げ油※1……………………………………適量
- おからパウダー……………………………適量

〈チリソース〉
- 葉ねぎ※2……………………………………30g
- ピーマン……………………………………40g
- ごま油………………………………………少々
- 酢……………………………………5g（小さじ1）
- トマトピューレ……………………5g（小さじ1）
- トウバンジャン……………………………少々

※1 高オレイン酸タイプの油がおすすめ
※2 白い部分が少なく、緑の部分が多いねぎ

作り方
① サバはひと口大に切り、しょうゆ・酒をかけ、おからパウダーをまぶし、温めた揚げ油で揚げる。
② 葉ねぎは2cm長さに切り、ピーマンは乱切りにする。
③ フライパンを温めてごま油を敷き、②を炒める。
④ ③に①・酢・トマトピューレ・トウバンジャンを加えて炒める。
⑤ 器に④を盛る。

| 12日目 夕 | EPAを多く含むさんまをオリーブオイルで調理
さんまのソテー給食

Dr. 江部's MEMO
黒豆は、糖質制限食では使用できる豆です。黒豆を甘く煮る時は、ラカントSを使用します。そら豆やひよこ豆、えんどう豆、いんげん豆、小豆などは、豆自体に糖質を多く含みますので要注意！

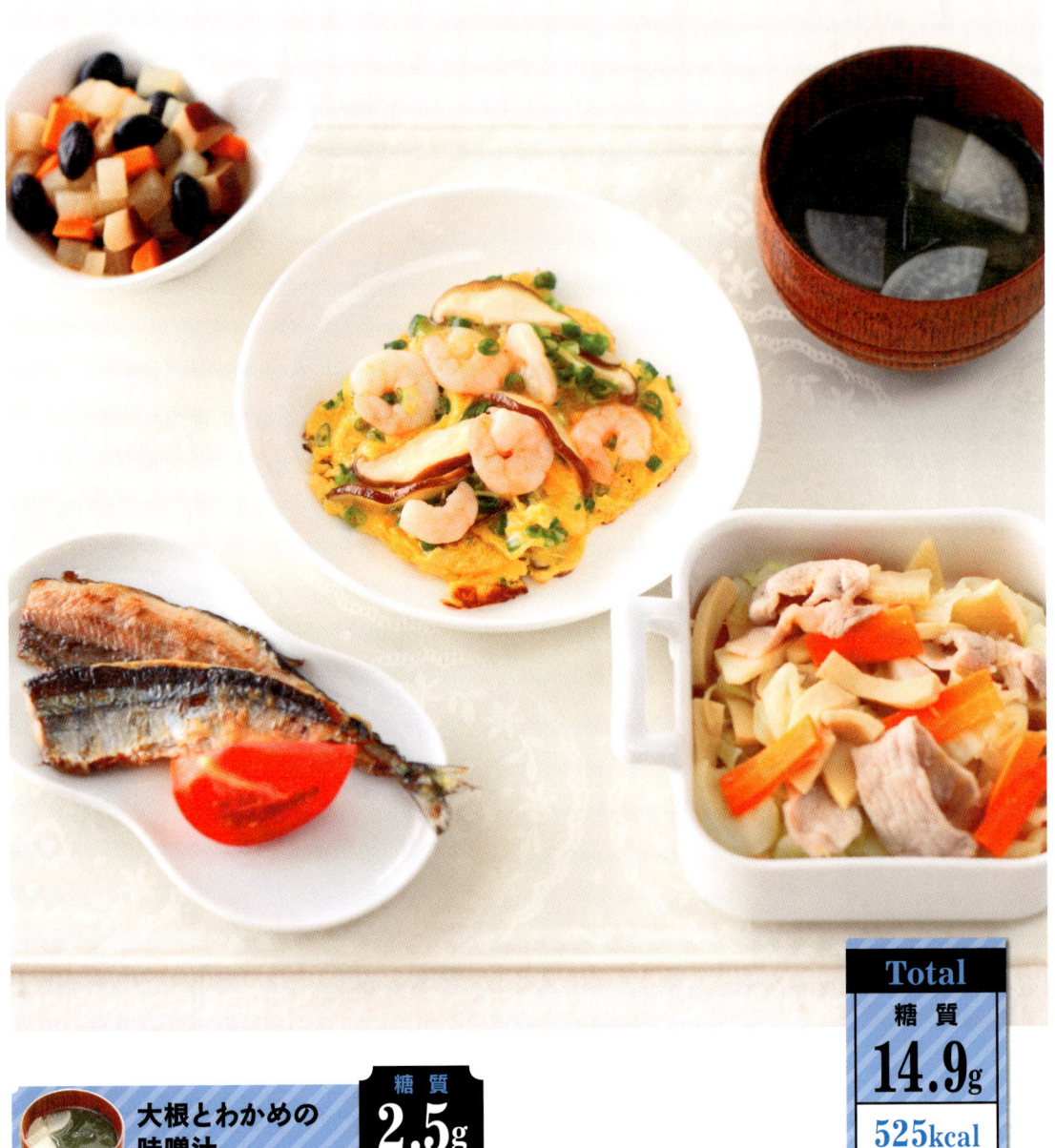

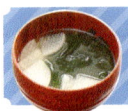

▶食べものリスト
- 大根とわかめの味噌汁
- 高野と豚の辛味炒め
- 海老たま
- 黒豆の五目煮
- さんまのソテー

Total
糖質 **14.9g**
525kcal

大根とわかめの味噌汁
糖質 **2.5g** / 25kcal

材料（1人分）
- 大根‥‥‥‥‥‥‥‥‥‥‥‥‥‥‥‥‥30g
- カットわかめ‥‥‥‥‥‥‥‥‥‥‥‥‥1g
- みそ‥‥‥‥‥‥‥‥‥‥10g（小さじ1・2/3）
- だし汁‥‥‥‥‥‥‥‥‥‥‥‥‥‥160cc

作り方
❶ 大根はいちょう切りにし、カットわかめは水戻しして水気を切る。
❷ 鍋に❶・だし汁を入れて煮る。
❸ ❷にみそを溶き入れ、器に盛る。

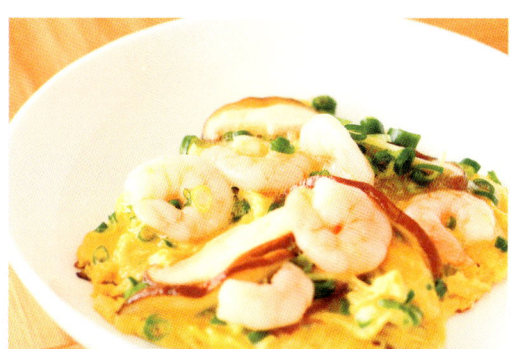

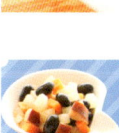

高雄病院「糖質制限給食」14日間完全プログラム **12日目**

黒豆の五目煮

糖質 **3.2g** / 57kcal

材料（1人分）
- 黒豆（乾燥）……………………………10g
- 干ししいたけ……………………………2g（⅔枚）
- にんじん…………………………………10g
- 大根………………………………………30g
- しょうゆ（こいくち）……………………4g（小さじ⅔）
- だし汁……………………………………200cc

作り方
1. 黒豆は水に浸けて戻し、鍋にたっぷりの水（分量外）と共に入れてやわらかくなるまで煮る。
2. 干ししいたけは水戻しし、黒豆の大きさに合わせて切る。
3. にんじん・大根は黒豆の大きさに合わせて角切りにする。
4. 鍋に❶・❷・❸・しょうゆ・だし汁を加えて煮る。
5. 器に❹を盛る。

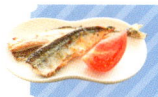

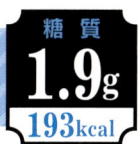

さんまのソテー

糖質 **1.9g** / 193kcal

材料（1人分）
- サンマ（3枚おろし）……………………50g
- しょうゆ（こいくち）……………………少々
- オリーブ油………………………………3g（小さじ1弱）

〈付け合わせ〉
- トマト……………………………………50g（⅓個）

作り方
1. サンマにしょうゆを塗る。
2. フライパンを温めてオリーブ油を敷き、❶を焼く。
3. トマトはくし切りにする。
4. 器に❷を盛り、❸を添える。

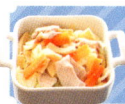

高野と豚の辛味炒め

糖質 **6.2g** / 145kcal

材料（1人分）
- 高野豆腐…………………………………10g（½個）
- 豚ロース肉（脂身なし・スライス）………20g
- キャベツ…………………………………80g
- にんじん…………………………………20g
- たけのこ（水煮）…………………………20g
- しょうが…………………………………3g
- 油※………………………………………少々
- みそ………………………………………10g（小さじ1・⅔）

※高オレイン酸タイプの油がおすすめ

作り方
1. 高野豆腐は水戻しし、水気をしぼり細切りにする。
2. 豚ロース肉はひと口大に切る。
3. キャベツはざく切りにし、にんじんは短冊切り、たけのこはスライスする。
4. しょうがはせん切りにする。
5. フライパンを温めて油を敷き、❹・❷を炒め、❶・❸を加えて炒め合わせる。
6. ❺にみそを入れて絡める。
7. 器に❻を盛る。

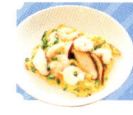

海老たま

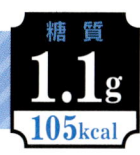

糖質 **1.1g** / 105kcal

材料（1人分）
- 卵…………………………………………60g（1個）
- むきエビ…………………………………30g
- 葉ねぎ※1…………………………………10g
- 生しいたけ………………………………20g
- しょうが…………………………………3g
- しょうゆ（うすくち）……………………3g（小さじ½）
- 油※2………………………………………少々

※1 白い部分が少なく、緑の部分が多いねぎ
※2 高オレイン酸タイプの油がおすすめ

作り方
1. 葉ねぎは小口切り、生しいたけはスライス、しょうがはせん切りにする。
2. ボウルに卵を割り入れ、❶・むきエビ・しょうゆを加えてよく混ぜる。
3. フライパンを温めて油を敷き、❷を流し入れて焼く。
4. 器に❸を盛る。

13 日目	朝	厚揚げの彩りそぼろ煮給食
3食 Total	昼	豆腐のトマトグラタン給食
糖質 **39.21g** 1614kcal	夕	かつおたたき給食

入院生活の流れ・エピソード・アドバイス

退院前になると、2回目の栄養指導があります。退院後の血糖自己管理ができるようにしっかり勉強してもらいます。1回の食事の糖質量が大事なので、フグのフルコースの話などもします。てっ皮、てっさ、唐揚げ、焼き河豚、てっちりの総糖質量は10g程度なので、〆の少量の雑炊はOKなのです。

13日目 朝 厚揚げに少し彩りを添えて
厚揚げの彩りそぼろ煮給食

Total 糖質 **12.51g** 485kcal

▶食べものリスト
- ウインナー野菜ソテー
- アボカドマヨサラダ
- おいしい糖質制限パン
- トマトジュース
- 厚揚げの彩りそぼろ煮

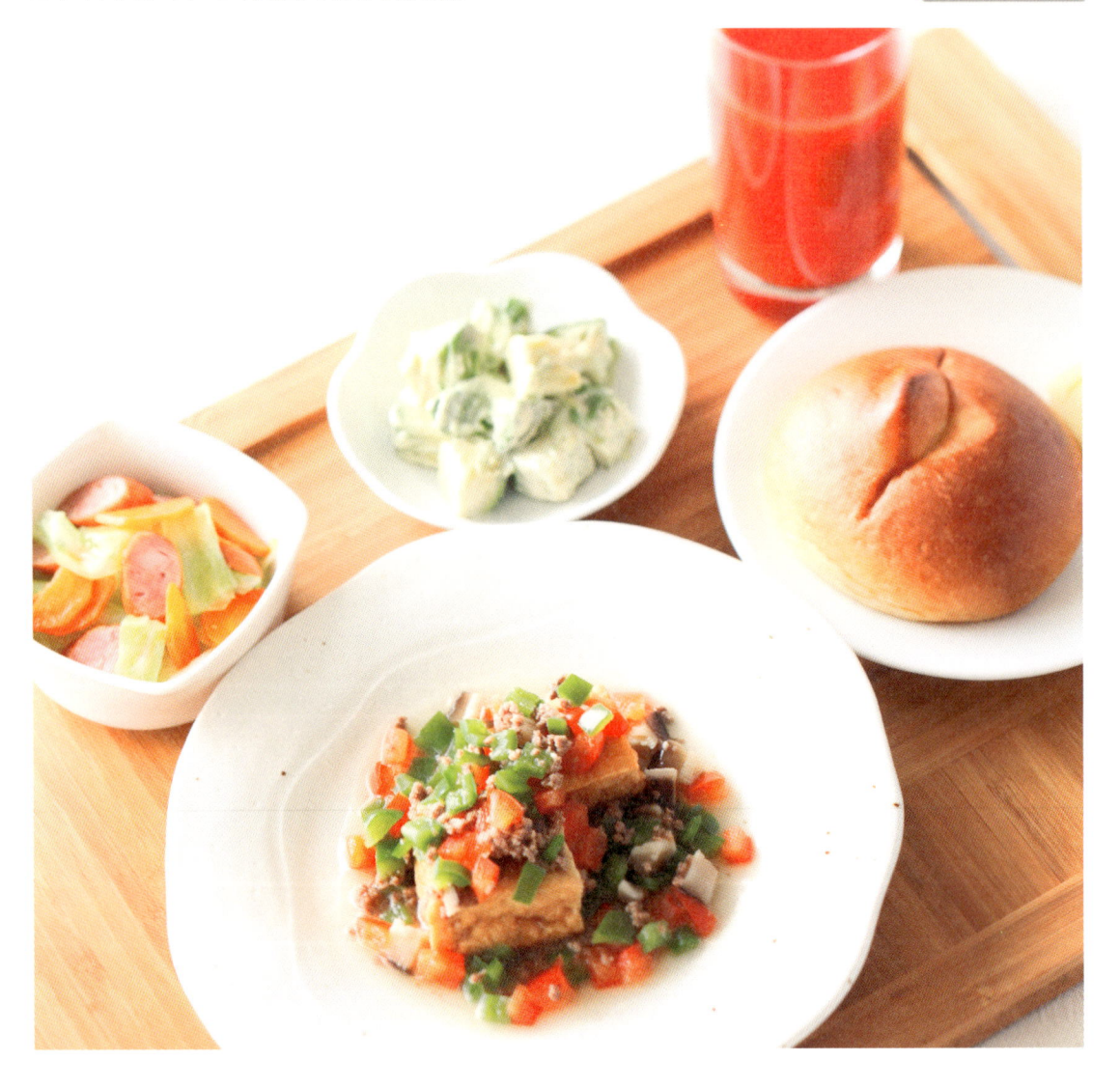

84

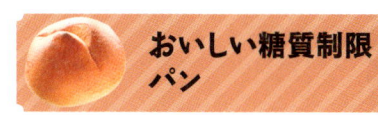

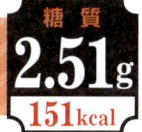

高雄病院「糖質制限給食」14日間完全プログラム 13日目

おいしい糖質制限パン
糖質 2.51g / 151kcal

材料（1人分）
- おいしい糖質制限パン……………45g
- バター………………………………7g

作り方
① 器においしい糖質制限パンを盛り、バターを添える。

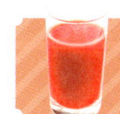

トマトジュース
糖質 5.3g / 27kcal

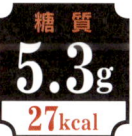

材料・作り方（1人分）
① グラスに無塩トマトジュース（160cc）を注ぐ。

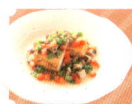

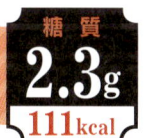

厚揚げの彩りそぼろ煮
糖質 2.3g / 111kcal

材料（1人分）
- 厚揚げ……………………………50g
- 干ししいたけ……………………2g（⅔枚）
- ピーマン…………………………20g
- 赤パプリカ………………………20g
- 合びき肉…………………………10g
- しょうゆ（うすくち）……………4g（小さじ⅔）
- だし汁……………………………150cc

作り方
① 厚揚げは半分に切る。
② 干ししいたけは水戻しし、5mm角に切る。
③ ピーマン・赤パプリカは5mm角に切り、熱湯でさっとゆでてざるにあげる。
④ 鍋に合びき肉を入れて炒め、❶・❷・しょうゆ・だし汁を加えてアクをとりながら煮る。
⑤ ❹に❸を加えてひと煮立ちさせる。
⑥ 器に❺を盛る。

ウインナー野菜ソテー
糖質 1.6g / 61kcal

材料（1人分）
- ウインナー………………………15g
- キャベツ…………………………30g
- にんじん…………………………5g
- 油※…………………………………少々
- 塩…………………………………少々

※高オレイン酸タイプの油がおすすめ

作り方
① ウインナーは斜め切り、キャベツはざく切り、にんじんは半月切りにする。
② フライパンを温めて油を敷き、❶を炒め、塩で味を調える。
③ 器に❷を盛る。

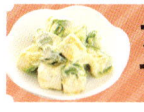

アボカドマヨサラダ
糖質 0.8g / 135kcal

材料（1人分）
- アボカド…………………………50g
- マヨネーズ………………………10g（小さじ2・½）
- 塩…………………………………少々

作り方
① アボカドは角切りにする。
② ボウルに❶・マヨネーズ・塩を入れて和える。
③ 器に❷を盛る。

Dr. 江部's MEMO

ピーマンの糖質量は、100g中2.8gです。それに比べて赤パプリカは、5.6gと多く持っています。食事に彩りを、と思う時には、使いたい野菜でもありますが使用量には気をつけましょう。

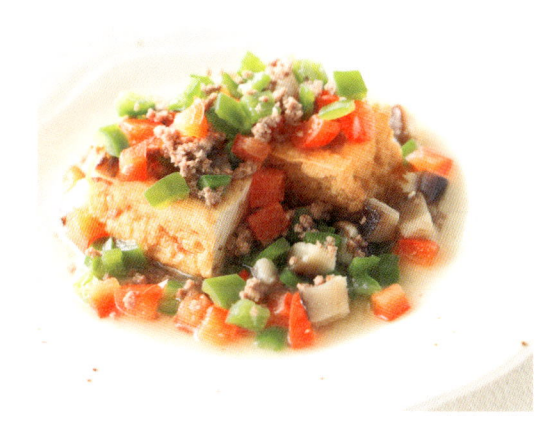

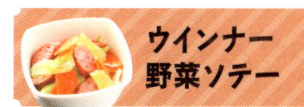

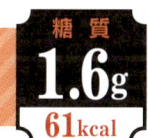

13日目 昼 豆腐のトマトグラタン給食

ミートソースとチーズでお豆腐がボリュームのあるメニューに

▶食べものリスト
- 小松菜と油揚げの胡麻和え
- 鰆の塩焼 ほうれん草のソテー添え
- 豆腐のトマトグラタン
- チーズ
- 無調整豆乳
- 豚とピーマンの炒め煮

Dr. 江部's MEMO
トマトピューレを使ってのミートソースは、作り置くと便利です。豆腐に限らず、なすなどの野菜にも利用できます。チーズも使って〝こってり味〟が楽しめるのも糖質制限食継続の鍵になります。

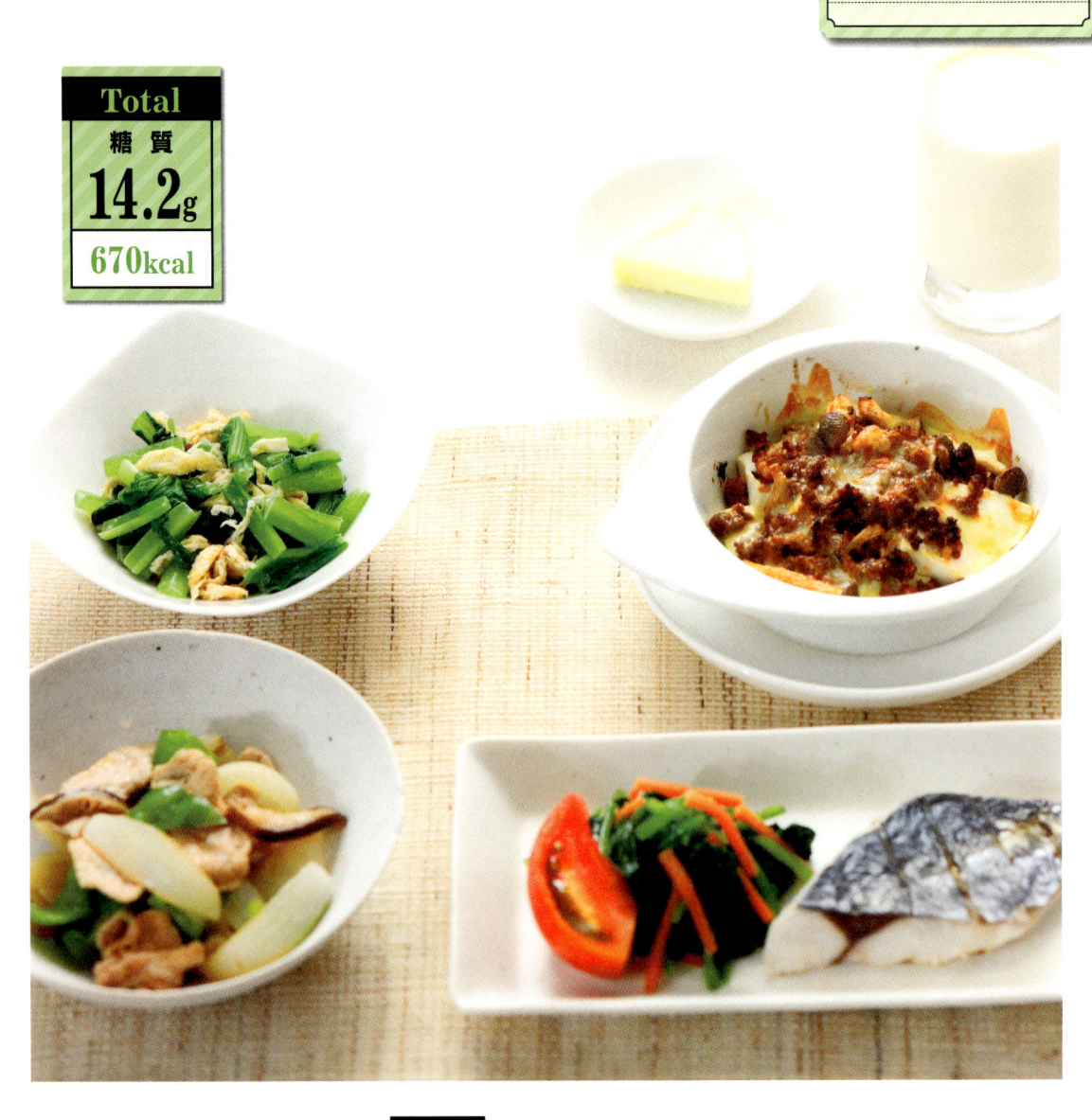

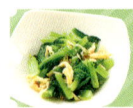

Total 糖質 14.2g / 670kcal

小松菜と油揚げの胡麻和え
糖質 0.9g / 57kcal

材料（1人分）
- 小松菜‥‥‥‥‥‥‥‥‥‥‥‥‥‥‥70g
- 油揚げ‥‥‥‥‥‥‥‥‥‥‥‥‥‥‥7g（⅓枚）
- 練りごま（白）‥‥‥‥‥‥‥‥‥‥‥‥3g
- しょうゆ（こいくち）‥‥‥‥‥‥‥‥‥3g（小さじ½）

作り方
❶小松菜は熱湯でゆでて冷水に取り、水気をしぼり3cm長さに切る。
❷油揚げはフライパンで焼き、細切りにする。
❸ボウルに❶・❷・練りごま・しょうゆを入れて和える。
❹器に❸を盛る。

高雄病院「糖質制限給食」14日間完全プログラム　13日目

チーズ
糖質 0.2g / 61kcal

材料・作り方（1人分）
❶器に6Pチーズ（18g）を盛る。

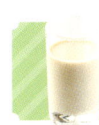

無調整豆乳
糖質 2.4g / 104kcal

材料・作り方（1人分）
❶グラスに無調整豆乳（200cc）を注ぐ。

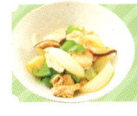

豚とピーマンの炒め煮
糖質 4.8g / 113kcal

材料（1人分）
豚ロース肉（脂身なし・スライス）‥‥‥‥‥‥40g
ピーマン‥‥‥‥‥‥‥‥‥‥‥‥‥‥‥‥‥20g
たまねぎ‥‥‥‥‥‥‥‥‥‥‥‥‥50g（¼個）
干ししいたけ‥‥‥‥‥‥‥‥‥‥‥‥1g（⅓枚）
油※‥‥‥‥‥‥‥‥‥‥‥‥‥‥‥‥‥‥‥少々
しょうゆ（こいくち）‥‥‥‥‥‥‥4g（小さじ⅔）
だし汁‥‥‥‥‥‥‥‥‥‥‥‥‥‥‥‥‥100cc
※高オレイン酸タイプの油がおすすめ

作り方
❶豚ロース肉はひと口大に切り、ピーマンは乱切りにし、たまねぎはくし切りにする。
❷干ししいたけは水戻しし、スライスする。
❸鍋に油を敷き❶・❷を炒め、しょうゆ・だし汁を加え、汁気がなくなるまでアクをとりながら煮る。
❹器に❸を盛る。

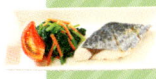

鰆の塩焼 ほうれん草のソテー添え
糖質 2.4g / 134kcal

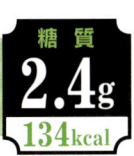

材料（1人分）
サワラ‥‥‥‥‥‥‥‥‥‥‥‥‥‥60g（1切れ）
塩‥‥‥‥‥‥‥‥‥‥‥‥‥‥‥‥‥‥‥‥少々
〈付け合わせ〉
トマト‥‥‥‥‥‥‥‥‥‥‥‥‥‥50g（⅓個）
ほうれん草‥‥‥‥‥‥‥‥‥‥‥‥‥‥‥‥60g
にんじん‥‥‥‥‥‥‥‥‥‥‥‥‥‥‥‥‥‥5g
油※‥‥‥‥‥‥‥‥‥‥‥‥‥‥‥‥‥‥‥少々
塩‥‥‥‥‥‥‥‥‥‥‥‥‥‥‥‥‥‥‥‥少々
※高オレイン酸タイプの油がおすすめ

作り方
❶サワラは塩をふり、魚焼きグリルで焼く。
❷トマトはくし切りにする。
❸ほうれん草は3cm長さに切り、にんじんは細切りにする。
❹フライパンを温めて油を敷き、❸を炒め、塩で味を調える。
❺器に❶を盛り、❷・❹を添える。

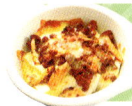

豆腐のトマトグラタン
糖質 3.5g / 201kcal

材料（1人分）
木綿豆腐‥‥‥‥‥‥‥‥‥‥‥‥‥‥‥‥100g
たまねぎ‥‥‥‥‥‥‥‥‥‥‥‥‥‥‥‥‥10g
しめじ‥‥‥‥‥‥‥‥‥‥‥‥‥‥‥‥‥‥10g
合びき肉‥‥‥‥‥‥‥‥‥‥‥‥‥‥‥‥‥30g
とろけるチーズ‥‥‥‥‥‥‥‥‥‥‥‥‥‥15g
トマトピューレ‥‥‥‥‥‥‥‥‥‥10g（小さじ2）
しょうゆ（こいくち）‥‥‥‥‥‥‥3g（小さじ½）

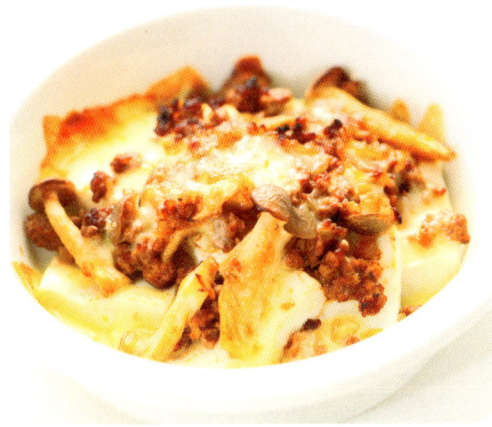

作り方
❶木綿豆腐は重石をして水切りし、スライスする。
❷たまねぎはみじん切り、しめじは根元を切り落としてほぐす。
❸フライパンに合びき肉を入れて炒め、❷を加えて炒め合わせ、トマトピューレ・しょうゆで味を調える。
❹器に❶を並べ、❸をのせ、とろけるチーズを散らす。
❺❹をオーブンで焼く。

13日目 夕 かつおたたき給食

献立に困った時には、お刺身が助かります

Dr.江部's MEMO
魚の脂はお奨めです。特にお刺身は、魚の脂をそのまま摂れます。またかつおの血合いにはレバーにも匹敵する程の鉄分が含まれています。青じそ、生姜、葱で生臭みを消して美味しく食べましょう。

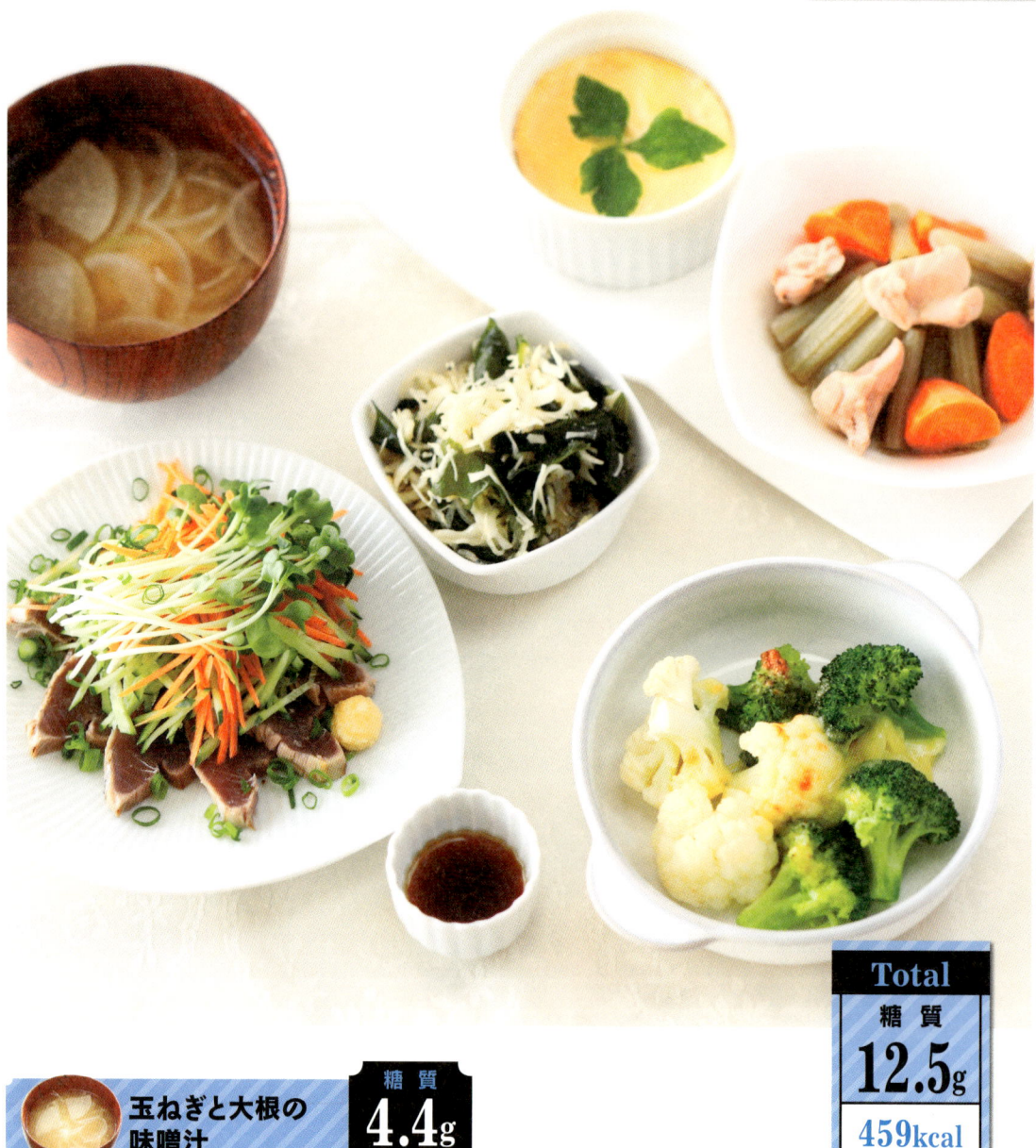

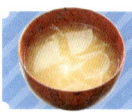

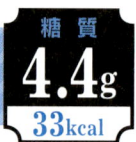

▶食べものリスト
- 玉ねぎと大根の味噌汁
- 卵豆腐と鶏煮物の盛り合わせ
- かつおたたき
- キャベツとじゃこのサラダ
- ブロッコリーのチーズ焼き

Total 糖質 12.5g / 459kcal

玉ねぎと大根の味噌汁
糖質 4.4g / 33kcal

材料（1人分）
- たまねぎ……………………………30g（1/2個）
- 大根…………………………………20g
- みそ…………………………………10g（小さじ1・2/3）
- だし汁………………………………160cc

作り方
❶ たまねぎはスライス、大根はいちょう切りにする。
❷ 鍋に❶・だし汁を入れて煮る。
❸ ❷にみそを溶き入れ、器に盛る。

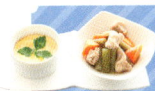

高雄病院「糖質制限給食」14日間完全プログラム　13日目

卵豆腐と鶏煮物の盛り合わせ
糖質 2.6g / 251kcal

材料（1人分）
- 卵・・・・・・45g
- だし汁・・・・・・45cc
- しょうゆ（うすくち）・・・・・・3g（小さじ½）
- 三つ葉・・・・・・少々

〈煮物〉
- 鶏もも肉・・・・・・40g
- 厚揚げ・・・・・・50g
- にんじん・・・・・・20g
- ふき（水煮）・・・・・・70g
- しょうゆ（うすくち）・・・・・・5g（小さじ1弱）
- だし汁・・・・・・200cc

作り方
❶ ボウルに卵・だし汁を入れてよく混ぜ、ざるでこす。
❷ ❶にしょうゆを加えてよく混ぜ、型に流し入れる。
❸ ❷にふんわりとラップをかけ、600Wの電子レンジで30秒加熱し、固まり具合を確認しながら、さらに30秒加熱し、三つ葉を飾る。
❹ 鶏もも肉はひと口大に切り、厚揚げは半分に切り、にんじんは乱切り、ふきは4cm長さに切る。
❺ 鍋にしょうゆ・だし汁を入れて煮立て、❹を加えて煮る。
❻ 器に❸・❺を盛り合わせる。

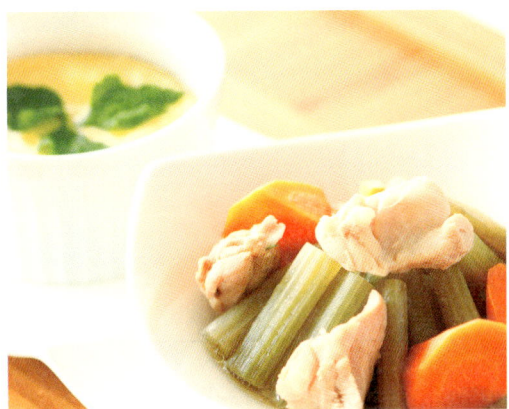

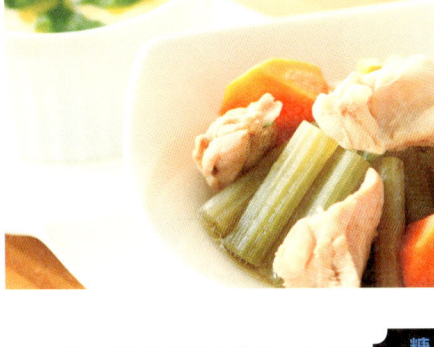

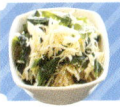

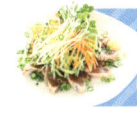

キャベツとじゃこのサラダ
糖質 2.1g / 34kcal

材料（1人分）
- キャベツ・・・・・・60g
- カットわかめ・・・・・・1g
- ちりめんじゃこ・・・・・・5g
- ごま油・・・・・・少々
- しょうゆ（うすくち）・・・・・・2g（小さじ⅓）
- 酢・・・・・・2g（小さじ½弱）

作り方
❶ キャベツはせん切り、カットわかめは水戻しして水気をしぼる。
❷ ボウルにごま油・しょうゆ・酢を入れてよく混ぜ、❶・ちりめんじゃこを加えて和える。
❸ 器に❷を盛る。

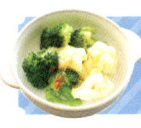

ブロッコリーのチーズ焼き
糖質 1.4g / 84kcal

材料（1人分）
- ブロッコリー・・・・・・40g
- カリフラワー・・・・・・40g
- とろけるチーズ・・・・・・15g
- オリーブ油・・・・・・少々
- 塩・・・・・・少々

作り方
❶ ブロッコリー・カリフラワーは小房に分けて熱湯でゆで、ざるにあげる。
❷ 器に❶を盛り、オリーブ油をまわしかけて塩をふり、とろけるチーズを散らす。
❸ ❷をオーブンで焼く。

かつおたたき
糖質 2.0g / 57kcal

材料（1人分）
- かつおのたたき・・・・・・60g
- 葉ねぎ※・・・・・・5g
- きゅうり・・・・・・30g
- にんじん・・・・・・5g
- 貝割れ大根・・・・・・5g
- しょうが・・・・・・3g

※白い部分が少なく、緑の部分が多いねぎ

〈ポン酢〉
- 酢・・・・・・5g（小さじ1）
- しょうゆ（うすくち）・・・・・・4g（小さじ⅔）

作り方
❶ かつおのたたきは食べやすい厚さにスライスする。
❷ 葉ねぎは小口切り、きゅうり・にんじんはせん切り、貝割れ大根は根元を切り落とし、しょうがはおろす。
❸ 酢・しょうゆを混ぜ合わせ、ポン酢を作る。
❹ 器に❶を並べ、❷を盛り、❸をかける。

14日目

3食 Total
- 糖質 **27.91g**
- 1604kcal

朝	海老スクランブル給食
昼	鰻のしょうゆ焼 山椒かけ給食
夕	鮎の塩焼給食

入院生活の流れ・エピソード・アドバイス

退院前日は、私は診療情報提供書を書いたり仕事が結構あります。患者さんは、当日は朝食後すぐ退院とか、挨拶だけして退院とか、いろいろです。ほとんどの人は経口血糖降下剤が中止になったり、インスリンが1/3以下や不要となったり、なおかつコントロール良好を達成なのでルンルンで退院です。

14日目 朝 海老スクランブル給食
低糖質な卵は、いろんな食材と合わせて

Total 糖質 10.21g / 402kcal

▶食べものリスト
- ブロッコリーの辛子しょうゆ和え
- 海老スクランブル
- おいしい糖質制限パン
- トマトジュース
- アスパラサラダ

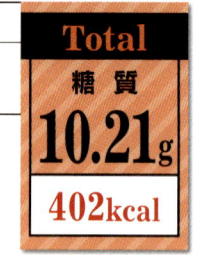

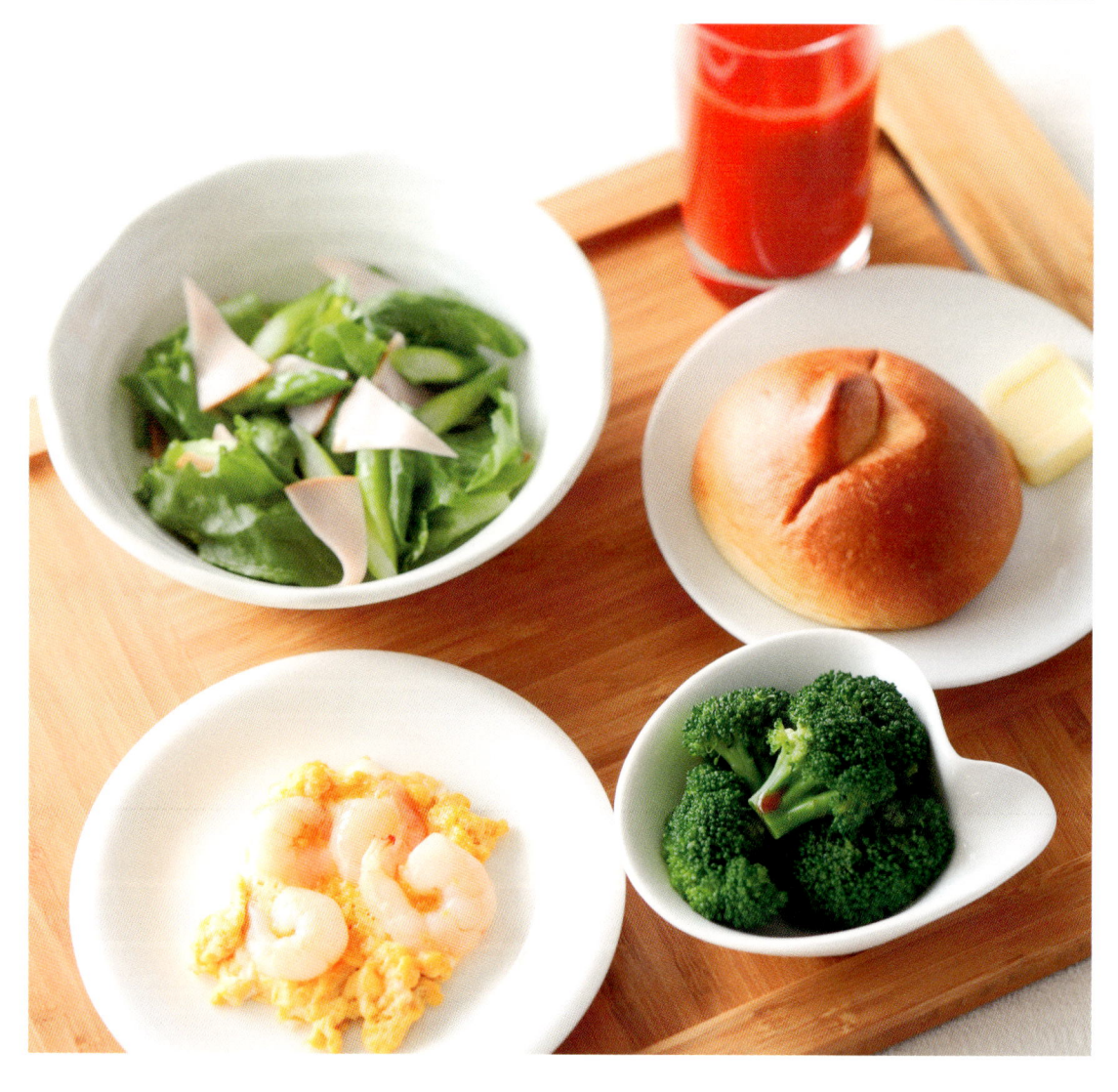

高雄病院「糖質制限給食」14日間完全プログラム　14日目

おいしい糖質制限パン
糖質 2.51g　151kcal

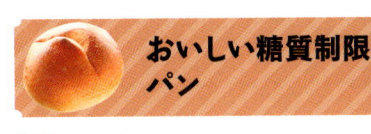

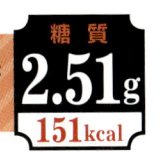

材料（1人分）
おいしい糖質制限パン……………………………45g
バター…………………………………………………7g

作り方
① 器においしい糖質制限パンを盛り、バターを添える。

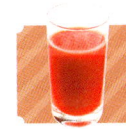

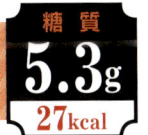

トマトジュース
糖質 5.3g　27kcal

材料（1人分）
無塩トマトジュース…………………………160cc

作り方
① グラスに無塩トマトジュースを注ぐ。

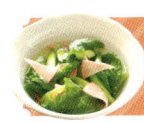

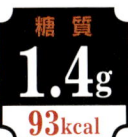

アスパラサラダ
糖質 1.4g　93kcal

材料（1人分）
レタス……………………………………………20g
アスパラガス……………………………………20g
ロースハム………………………………20g（1枚）
オリーブ油……………………………5g（小さじ1強）
塩……………………………………………………少々
酢………………………………………………5g（小さじ1）

作り方
① レタスは食べやすい大きさにちぎり、アスパラガスは斜め切りにしてゆで、ロースハムは食べやすい大きさに切る。
② ボウルにオリーブ油・塩・酢を入れてよく混ぜ、ドレッシングを作る。
③ 器に①を盛り、②をかける。

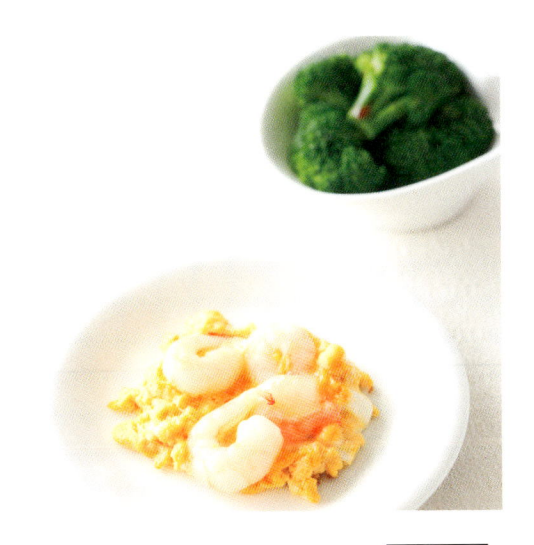

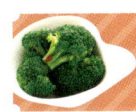

ブロッコリーの辛子しょうゆ和え
糖質 0.7g　19kcal

材料（1人分）
ブロッコリー………………………………………50g
練り辛子……………………………………………少々
しょうゆ（こいくち）……………………2g（小さじ⅓）

作り方
① ブロッコリーは小房に分けて熱湯でゆで、ざるにあげる。
② ボウルに練り辛子・しょうゆを入れてよく混ぜ、①を加えて和える。
③ 器に②を盛る。

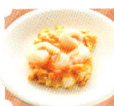

海老スクランブル
糖質 0.3g　112kcal

材料（1人分）
卵…………………………………………………60g（1個）
むきエビ……………………………………………20g
しょうゆ（うすくち）……………………2g（小さじ⅓）
バター………………………………………………3g

作り方
① ボウルに卵を割り入れ、むきエビ・しょうゆを加えてよく混ぜる。
② フライパンを温めてバターを敷き、①を流し入れて焼く。
③ 器に②を盛る。

Dr. 江部's MEMO
オリーブ油には、一番搾りのバージンオイルと2番搾りをブレンドしたピュアオイルがあります。オレイン酸の含有率が高いのがエクストラバージン。サラダ等生食時と加熱時で使い分けると経済的です。

14日目 昼 鰻のしょうゆ焼 山椒かけ給食

白焼き鰻をわさび醤油でもOK

▶食べものリスト
- パプリカの彩りマリネ
- 鰻のしょうゆ焼 山椒かけ
- みそカツ
- チーズ
- 無調整豆乳
- アサリの中華スープ
- ニラと糸こんのナムル

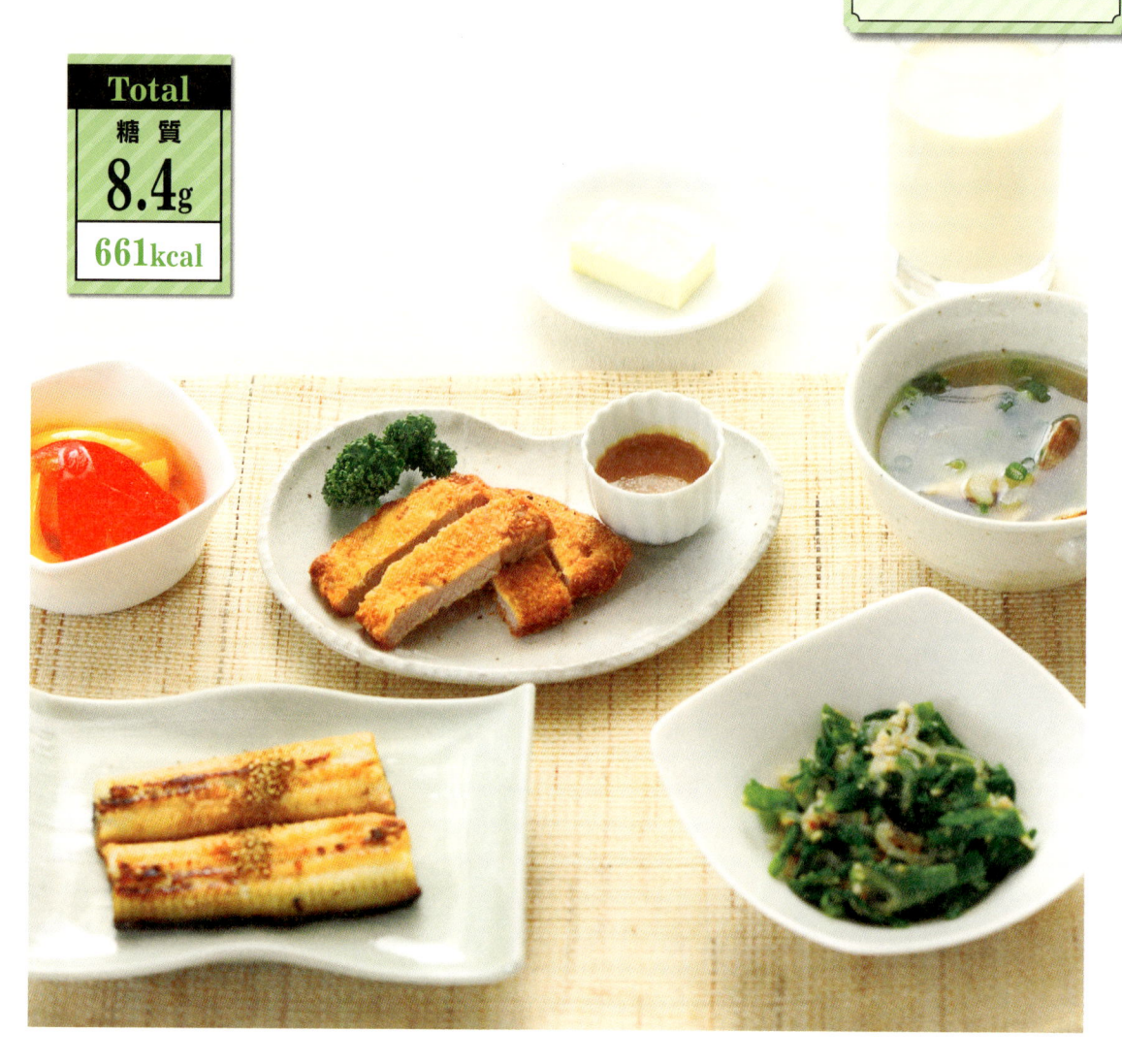

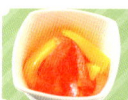

Dr.江部's MEMO
おからパウダーを使用した低糖質のカツに、味噌だれを作ってかけてみても美味しいです。糖質オフのソースもネットで販売されています。工夫次第でフライものや唐揚げも糖質オフにできます。

Total
糖質 **8.4g**
661kcal

パプリカの彩りマリネ
糖質 **2.2g** / **29kcal**

材料（1人分）
- 赤パプリカ …………………………… 20g
- 黄パプリカ …………………………… 20g
- 塩 ……………………………………… 少々
- 油※ …………………………… 2g（小さじ½）
- 酢 …………………………… 3g（小さじ1強）

※高オレイン酸タイプの油がおすすめ

作り方
❶ 赤パプリカ・黄パプリカは食べやすい大きさに切り、熱湯でさっとゆでて水気を切る。
❷ ボウルに❶・塩・油・酢を入れてよく混ぜ、冷蔵庫で冷やす。
❸ 器に❷を盛る。

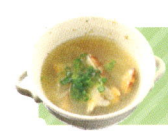

高雄病院「糖質制限給食」14日間完全プログラム **14日目**

アサリの中華スープ

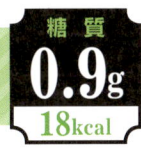

糖質 0.9g / 18kcal

材料（1人分）
アサリ（殻付き）・・・・・・・・・・・・・・・60g
しょうが・・・・・・・・・・・・・・・・・・・・3g
セロリ・・・・・・・・・・・・・・・・・・・・・5g
葉ねぎ※・・・・・・・・・・・・・・・・・・・・5g
中華だし顆粒・・・・・・・・・・・・・・・・・2g
しょうゆ（うすくち）・・・・・・・・・6g（小さじ1）
塩・・・・・・・・・・・・・・・・・・・・・・少々
水・・・・・・・・・・・・・・・・・・・・・160cc
※白い部分が少なく、緑の部分が多いねぎ

作り方
❶ アサリは砂抜きし、殻をこすりながら洗い、水気を切る。
❷ しょうがはせん切り、セロリはスライスにする。
❸ 葉ねぎは小口切りにする。
❹ 鍋に中華だし顆粒・しょうゆ・塩・水を入れて煮立て、❶・❷を加えて煮る。
❺ 器に❹を盛り、❸を散らす。

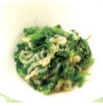

ニラと糸こんのナムル

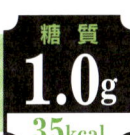

糖質 1.0g / 35kcal

材料（1人分）
にら・・・・・・・・・・・・・・・・・・・・・40g
糸こんにゃく・・・・・・・・・・・・・・・・・30g
カニ（缶詰）・・・・・・・・・・・・・・・・・10g
しょうが・・・・・・・・・・・・・・・・・・・3g
ごま油・・・・・・・・・・・・・・・・・・・・少々
ごま（白）・・・・・・・・・・・・・・1g（小さじ⅓）
おろしにんにく・・・・・・・・・・・・・・・・少々
しょうゆ（こいくち）・・・・・・・・・3g（小さじ½）

作り方
❶ にらは熱湯でゆでて冷水に取り、水気をしぼり3cm長さに切る。
❷ 糸こんにゃくは熱湯でゆでて冷水に取り、水気を切り、食べやすい長さに切る。
❸ しょうがはすりおろす。
❹ ボウルに❶・❷・❸・カニ・ごま油・ごま・おろしにんにく・しょうゆを入れて和える。
❺ 器に❹を盛る。

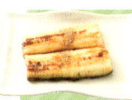

鰻のしょうゆ焼山椒かけ

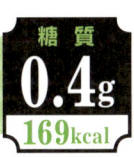

糖質 0.4g / 169kcal

材料（1人分）
うなぎの白焼き・・・・・・・50g　酒・・・・・・・・・少々
しょうゆ（こいくち）・・3g（小さじ½）　山椒・・・・・・少々

作り方
❶ うなぎの白焼きにしょうゆを塗り、酒をふって網で焼く。
❷ 器に❶を盛り、山椒をふる。

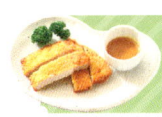

みそカツ

糖質 1.3g / 255kcal

材料（1人分）
豚肩ロース肉（脂身つき・カツ用）・・・・・・・・50g
塩・・・・・・・・・・・・・・・・・・・・・・少々
おからパウダー・・・・・・・・・・・・・・・・適量
卵・・・・・・・・・・・・・・・・・・・・・・適量
揚げ油※・・・・・・・・・・・・・・・・・・・適量
パセリ・・・・・・・・・・・・・・・・・・・・少々
※高オレイン酸タイプの油がおすすめ

〈みそだれ〉
みそ・・・・・・・・・・・・・・・・・・・・・5g
ラカントS・・・・・・・・・・・・・・・・・・・2g
おろししょうが・・・・・・・・・・・・・・・・2g
だし汁・・・・・・・・・・・・・・・・・・・10cc

作り方
❶ 豚肩ロース肉に塩をふり、おからパウダー・溶き卵・おからパウダーの順で衣をつける。
❷ 揚げ油を温め、❶を揚げる。
❸ 鍋にみそだれのみそ・ラカントS・おろししょうが・だし汁を入れて軽く火にかける。
❹ ❷を食べやすい大きさに切り、パセリを添え、❸をかける。

チーズ

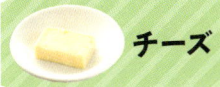

糖質 0.2g / 51kcal

材料・作り方（1人分）
❶ 器にベビーチーズ（15g）を盛る。

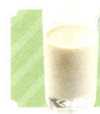

無調整豆乳

糖質 2.4g / 104kcal

材料・作り方（1人分）
❶ グラスに無調整豆乳（200cc）を注ぐ。

14日目 夕 旬の魚も取り入れられるのがうれしい
鮎の塩焼給食

▶食べものリスト
- キャベツとしめじの味噌汁
- 鮎の塩焼
- ほうれんそうのおかか和え
- 茄子と豚の煮物
- ツナ豆腐
- 鶏肉のきのこクリームソース

Dr.江部's MEMO
何皿も料理を作るのは大変です。量を増やして2品でも全く問題はありません。冬場には、鍋物がお奨め。1食当たりの糖質量は、20g以内に抑えるようにし、無理なく楽しみながら続けていきましょう。

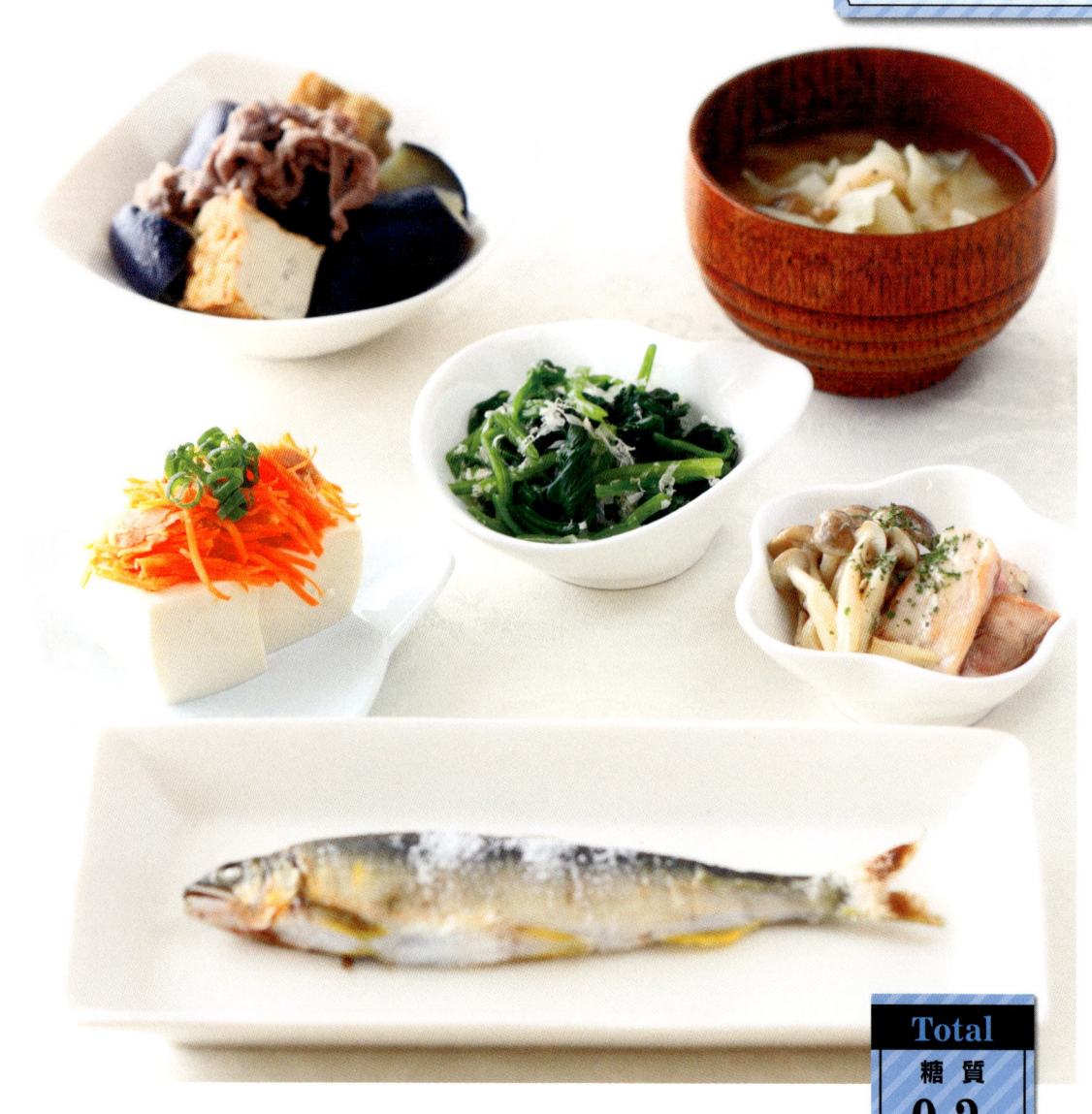

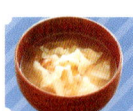

Total 糖質 9.3g　541kcal

キャベツとしめじの味噌汁
糖質 2.8g　27kcal

材料（1人分）
キャベツ	30g
しめじ	20g（1/5パック）
みそ	10g（小さじ1・2/3）
だし汁	160cc

作り方
❶ キャベツは細切り、しめじは根元を切り落としてほぐす。
❷ 鍋に❶・だし汁を入れて煮る。
❸ ❷にみそを溶き入れ、器に盛る。

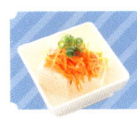

ツナ豆腐

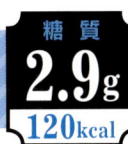

糖質 2.9g / 120kcal

材料（1人分）
絹豆腐	100g
にんじん	10g
葉ねぎ※1	少々
ツナ（缶詰）	20g
油※2	少々
しょうゆ（こいくち）	4g（小さじ2/3）

※1 白い部分が少なく、緑の部分が多いねぎ
※2 高オレイン酸タイプの油がおすすめ

作り方
① にんじんはせん切りにする。
② 葉ねぎは小口切りにする。
③ フライパンを温めて油を敷き、①・ツナを炒め、しょうゆで味を調える。
④ 器に絹豆腐を盛り、③をかけて②を散らす。

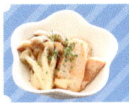

鶏肉のきのこクリームソース

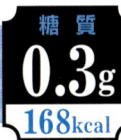

糖質 0.3g / 168kcal

材料（1人分）
鶏もも肉	50g
しめじ	20g（1/5パック）
塩	少々
油※	少々
バター	3g
生クリーム	3g
パセリ（乾燥）	少々

※高オレイン酸タイプの油がおすすめ

作り方
① 鶏もも肉はひと口大に切り、塩をふる。
② しめじは根元を切り落としてほぐす。
③ フライパンを温めて油を敷き、①を焼き、器に盛る。
④ ③のフライパンに②・バター・生クリームを入れて炒め、ソースを作る。
⑤ ③に④をかけ、パセリをふる。

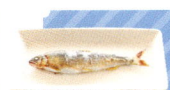

鮎の塩焼

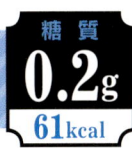

糖質 0.2g / 61kcal

材料（1人分）
アユ	80g（1尾）
塩	少々

作り方
① アユは塩をふり、魚焼きグリルで焼く。
② 器に①を盛る。

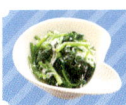

ほうれんそうのおかか和え

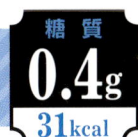

糖質 0.4g / 31kcal

材料（1人分）
ほうれん草	60g
かつお節（糸削り）	5g
しょうゆ（こいくち）	2g（小さじ1/3）

作り方
① ほうれん草は熱湯でゆでて冷水に取り、水気をしぼり3cm長さに切る。
② ボウルに①・かつお節・しょうゆを入れて和える。
③ 器に②を盛る。

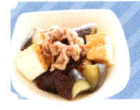

茄子と豚の煮物

糖質 2.7g / 134kcal

材料（1人分）
なす	80g（1本）
豚肩ロース肉（脂身なし・薄切り）	20g
厚揚げ	50g
しょうゆ（こいくち）	4g（小さじ2/3）
だし汁	200cc

作り方
① なすは乱切り、豚肩ロース肉はひと口大に切り、厚揚げは4等分に切る。
② 鍋にしょうゆ・だし汁を入れて煮立て、①を加えてアクをとりながら煮る。
③ 器に②を盛る。

Profile

江部 康二（え べ こう じ）(財)高雄病院理事長

1950年京都府生まれ。1974年京都大学医学部卒業。1974年から京都大学胸部疾患研究所第一内科（現在京大呼吸器内科）にて呼吸器科を学ぶ。1978年から高雄病院に医局長として勤務。1996年副院長就任。2000年理事長就任。2001年から糖質制限食に取り組む。
内科医／漢方医／(財)高雄病院理事長／NPO法人 糖質制限食ネット・リボーン理事長。
2002年に自ら糖尿病であると気づいて以来、さらに糖尿病治療の研究に力を注ぎ、「糖質制限食」の体系を確立。これにより自身の糖尿病を克服。

- ブログ『ドクター江部の糖尿病徒然日記』 http://koujiebe.blog95.fc2.com/
- 糖質制限食材お取り寄せ『糖質制限.com』 http://www.toushitsuseigen.com/ ☎ 075-873-2170

● 好評発売中 ●

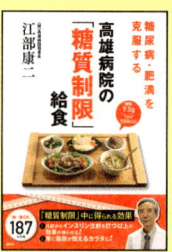

Vol.1
『糖尿病・肥満を克服する高雄病院の「糖質制限」給食』
著者：江部康二
B5判　144ページ
1600円（本体）

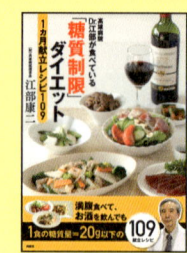

Vol.2
『高雄病院Dr.江部が食べている「糖質制限」ダイエット 1ヵ月献立レシピ109』
著者：江部康二
B5判　96ページ
1500円（本体）

糖尿病・肥満改善が自宅でできる！
高雄病院「糖質制限給食」朝 昼 夕 14日間完全プログラム

2013年11月28日　第1刷発行
2019年8月22日　第2刷発行

著　者　江部康二（えべこうじ）
発行者　渡瀬昌彦
発行所　株式会社講談社
　　　　〒112-8001　東京都文京区音羽2-12-21
　　　　販売　TEL03-5395-3606
　　　　業務　TEL03-5395-3615
編　集　株式会社 講談社エディトリアル
代　表　堺 公江
　　　　〒112-0013　東京都文京区音羽1-17-18　護国寺SIAビル6F
　　　　編集部　TEL03-5319-2171
印刷所　半七写真印刷工業株式会社
製本所　大口製本印刷株式会社

定価はカバーに表示してあります。
本書のコピー、スキャン、デジタル化等の無断複製は著作権法上での例外を除き禁じられております。
本書を代行業者等の第三者に依頼してスキャンやデジタル化することはたとえ個人や家庭内の利用でも著作権法違反です。
落丁本・乱丁本は、購入書店名を明記のうえ、講談社業務あてにお送りください。
送料小社負担にてお取り替えいたします。
なお、この本についてのお問い合わせは、講談社エディトリアルあてにお願いいたします。

©Koji Ebe 2013 Printed in Japan
N.D.C.645 95p 26cm ISBN978-4-06-218649-0